すごい体操

「V《ヴィ》I《アイ》M《エム》」

痛み・不調がなくなる
マツエ式㊙メソッド

松栄 勲
Isao Matsue

春秋社

VOLUNTARY INHIBITION METHOD

すごい体操「VIM《ヴィアイエム》」
痛み・不調がなくなる
マツエ式㊙メソッド

contents

第3章

部位（パーツ）別のVIM体操　39

はじめに――世界一の名医は、あなた自身です

「先生の手から、何かエネルギーが出ているにちがいないです！」と、驚きの声をあげる患者さんの奥さん。

「そんなものは出てませんよ」と笑いながら答える私。

脳卒中の手術後、２年間のリハビリ生活を経ても、鋭く固く曲がったままで、自分では動かせない旦那さんの右腕や右足。それが目の前ですっと伸びただけではなく、自分の意思で伸ばすことも曲げることもできるようになった瞬間の、私と奥さんの会話です。

麻痺のない側の腕や足を動かしたり、がちがちに固まっている関節を手で包み込んでいるだけにしか見えない私のリハビリ方法は、よく、「魔法」や、目には見えないエネルギーのようなものや不思議な力を使っているのではないかと言われます。実際に、世界で活躍する多くのアスリートでさえ、それを科学的な技術によるものと信じてくれないことが少なくありません。しかも、うまく説明する言葉を持たない海外では、「魔術師」と呼ばれるままにしていることも少なくありませんでした。

ところで、あなたの体のことをいちばんよく知っているのは、あなた自身だということをご存

じですか？

五十肩で肩が痛くて上がらない。寝ているときに腰がうずいて熟睡できない。

そういうときは、病院に行き、レントゲンやＭＲＩなど、最新機器を用いた診察を受けて原因を特定しようとします。しかし、その結果、多くの方が様子を見ましょうと言って帰されます。その手には、痛み止めや緊張した筋肉を緩めるための薬が握られています。痛み止めの注射や、状態によっては手術を勧められることもあります。

「痛いところには薬を打ち込み、悪くなったところは切り刻む」。

医療社会では当たり前のようになっていますが、じつは恐ろしいことだと思います。どうして悪くなったのかという全体の問題もわからないまま、症状だけに焦点を当てて、それを直接解決しようとする。一見、いかにも科学的で合理的な方法に思えても、それでいいのかと疑念がわいてきます。

なぜなら、人間の体はそんな単純なものではないからです。何億年もかけて進歩してきた命や肉体の神秘や可能性は、人間の知識を超えたものであり、まだまだ何も解明されていないと考えるべきだと思います。

痛いところに原因があるとは限らない

「肩が痛いから肩を治してほしい」と訴える患者に、「それでは肩だけはずしてもってきなさい」と言った医者がいたと聞いたことがあります。とても的確でウィットに富んだアドバイスだと思います。

多くの医師や治療家、患者さんでさえも、痛い部分のみに気を取られ、体全体を見ようとはしませんたとえば、腰が痛いといって治療院を訪れた患者さんには、腰部《ようぶ》のマッサージや指圧をし、電気を当てて腰を冷やさないようにアドバイスをして帰す、というのはごく一般的なことで特に問題がないように認識されていますが、じつは問題が大ありなのです。

以前、アメリカでプロ選手を目指しているテニス・プレイヤーが、腰の痛みがありながら、それを我慢して練習を続けていたのですが、どんどん痛みがひどくなり病院で検査をすると、腰部の脊柱管狭窄症《せきちゅうかんきょうさくしょう》と診断されました。医師からは、競技を続けるためには手術を受けなさいといわれました。

手術を避けたい彼はすぐに帰国し、つてを頼って私のところに来ました。そのときにはたしかに脊柱管狭窄症を示す動作痛がひどく、競技を続けられないということにもうなずけました。

しかし、彼の体を細かくチェックすると、問題点は腰部だけに留まりませんでした。姿勢全体や各部位の状態を目で見て、筋肉や靭帯《じんたい》などの状態をさわって確かめ、そして実際に動かしてみて痛みや動きを把握していったところ、彼の競技特性と日常生活の動作の癖が、腰部に過度の負担をかけて痛みを引き起こしていると判断しました。つまり、腰部の痛みや異常は、他の原因も含めた複合的な結果だとわかったのです。

そこで、1時間ほどかけて全身に対する施術をしたところ、通常の動作による痛みはなくなり、テニス独特の激しい動きも力強く快適にできるようになりました。そして、そのまま痛みを繰り返すこともなく、すぐにアメリカに帰って競技を続けることができたのです。さらにその後、腰痛の症状が出ることは一切なく、世界を舞台にテニスのキャリアを積み重ねています。

なぜたった1時間ほどの施術によって、手術が必要とも言われた症状がなくなったのか、不思議に感じる方がほとんどだと思います。たしかに、急に脊柱管狭窄症が治ったといわれても信じられないでしょう。しかし、ひどい痛みがとれたことには理由があります。

画像による検査をすると、スポーツ選手に限らず、神経が通る脊柱管《せきちゅうかん》という管が狭くなっていることがあります。そして腰痛がある場合は、その画像検査と結びつけられて、脊柱管狭窄症として手術を勧められることは少なくありません。しかし、脊柱管が狭くなっていることと、腰が痛いということに直接的に関係がないこともあります。その場合は、他の原因を取り除くことが必要です。あるいは腰痛が、脊柱管が狭くなっていることで引き起こされているとしても、背骨の位置やその他の筋肉や靱帯のバランスをとることで痛みが改善することも多くあります。先ほどのテニス選手は脊柱管そのものの問題と体の他の部分のバランス異常が原因と考えられたので、その両方を改善したら痛みが取れたというわけです。

とても難しいことのようにも思えますが、人間の体の特質を理解し、それに基づいて施術をすれば比較的容易に解決できるものなのです。

ここではテニス選手の例を挙げましたが、本書で紹介するＶＩＭ体操は、「誰でも自分ひとりで」おこなえるように開発したものなので、スポーツ選手・アスリートだけでなく、年齢を問わず、すべての方におこなっていただけます。ご自分で体を動かせる方であれば、誰でもひとりでおこなえるというのがこの体操の大きな特徴なのです。

冒頭でご紹介したような、体に麻痺がある方でも、はじめはサポートを受けながら次第によくなって、やがてご自分だけで体操をおこなえるようになり、継続して取り組み、改善された方がたくさんいらっしゃいます。

つまり、あなたの体はあなた自身が治せるということ。まさに、世界一の名医はあなた（自分）自身なのです。

ありのまま・したいように

私のおこなう施術のポイントをかんたんに説明すると、「健側《けんそく》と患側《かんそく》の見極め」と「意図的抑制《いとてきよくせい》」という2点に絞られます。

まず、「健側と患側の見極め」とは、体を左右に分けて考え、「よい方」と「悪い方」を決めるということです。私の施術は、悪いところは動かさずに、その反対側のよい方を動かすだけで体はよくなっていく、というのが基本の考えとしてあります。

しかし、これにはもう少し説明が必要です。

じつは、体にとって完全に「よい方」とか完全に「悪い方」といったものはそもそもありません。かんたんにいうと「動く方を動かし、動きにくいところは動かさない」「動きたいように動く」「したくないことはしない」ということが重要なのです。

次に、「意図的抑制」ですが、この本では、この意図的抑制を「深いリラックス」と言い換えています。難しそうに感じるかもしれませんが、要は「心も体もありのままにしなさい」ということです。つまり、無理はしないでゆったりとくつろぎなさい、その場に身をまかせなさい、そうすれば、病気などの異常な状態から、体本来のあるべき状態に戻れる、ということなのです。

いずれも、次章でまた説明しますが、「ありのまま・したいようにする」というのがキーワードです。じつはこれは、私が幾度となく体験してきたことから導き出されたものです。

人生観を変えた体験

ずーー…。うぐー…。ろうそく1本だけがゆらめく暗闇の中で、横たわったり毛布にくるまって死んだように動かない、人とおぼしき黒いかたまり。時折うめき声のようなものが聞こえてきます。

インドのアシュラムという修行場での様子です。毎夜2時前後から始まるヨガの修行。つねに4、5人という少人数ながら、地下の壁に囲まれた講堂内に漂う妖気にも似た空気は、私のそれまでの拙い経験や知識をあっという間に吹き飛ばし、圧倒的な力で私の内面を変えていきました。

それまでも日本や欧米でヨガを学び、禅や気功、道教などの手法や作法をまがりなりにも身につけていた私にとって、それらはとても意義深く、自分を昇華させるうえで、重要な役割を果たしてくれていました。また家系的に幼いころから曹洞宗や浄土真宗に親しんでいたこともあり、ヨガの基礎となる宗教の教えにもある程度通じていたつもりでした。

しかし、アシュラムで過ごした日々は、それまでの人生観を根底から覆したのです。

そこでは、いわゆる座禅やヨガのポーズをとるでもなく、決められた呼吸法をおこなうでもなく、言葉による説教や教えもまったくありません。それぞれがそれぞれのやり方で、ひたすら自分の世界に浸っているのです。始まりや終わりの時間も、瞑想の仕方もその内容も、すべてを自分で決めて進めるのです。

修行をはじめた当初は、瞑想の際の型を誰よりも美しくおこない、規則正しい深い呼吸と集中力を維持していた私でしたが、日が経つにつれ体は疲れ切り、修行が心底苦痛なものになっていきました。しかし、体の節々が痛み、気持ちも散漫になっていく私とは対照的に、日中、時々目にする他の修行者たちは、日を追うごとに生気を帯び、いつしか、目が合うと気圧《けお》されるようになっていました。

他の修行者たちのあふれ出るようなエネルギーをうらやましく思っていたある日、それまで気にかけないように努めていた彼らのふるまいを真似てみようと思い立ちました。つまり、壁によりかかったり、寝転がったり、毛布を頭からかぶってうずくまったり、その時々で好きに時間を過ごすようにしたのです。夜中ということもあり、最初のうちは眠気に襲われましたが、数日後には逆に頭が冴えわたり、さまざまな思索にふけるようになりました。そればかりか体調も日ごとに良くなり、日々の奥深い川での水修行にも積極的に取り組めるようになったのです。

そしてある日、暗闇で自分ののど元より細く長い息が漏れていることに気づきました。傍からは、ただうずくまり、うなっているようにしか見えない瞑想の境地にたどり着いたのだと直感しました。

そして気づいたのです。誰かが決めた物差しは、自分を高めてはくれず、かえって駄目にしてしまう。しかし、自分の奥底から湧き上がってくる感覚に従えば、少なくとも自分自身を最高の存在にまで高めることができるのだと。

それまで日本のお寺や中国の道場などで教わっていた禅は、決まりごとが厳格に定められていました。それらを確実に覚え、守り従うことで、自分の弱い心や曖昧なエネルギーをたしかなものにしてくれると信じ、私は細かな作法にもこだわり、人や自然に感謝する心を育んでいたつもりでした。もちろん、そのすべてを否定するつもりはありませんが、アシュラムでの体験から、少なくとも外面的なことには本当の答えがないことを知ったのです。

「身も心も自分に帰した」ときに、幼少のころに親しんでいたお寺の住職が繰り返し教えてくれた「仏様は、ひとりひとりの中に住んでおられるのです」という言葉を理解したように感じました。「仏様」を「神様」と言い換えても、「生きる力」や「生命力」と表現してもいいかもしれません。そしてこのとき、私の治療法の根源である「世界一の名医は自分自身」という考えの元をつかんだのです。

インドの暗闇での葛藤が、「ありのまま・したいようにする」というＶＩＭ《ヴィアイエム》体操が産声を上げるきっかけとなったのかもしれません。

そして、このきっかけによって、私はふたつの方向へと同時に歩みはじめることになりました。ひとつは人間の本来持っている素晴らしいエネルギーを生み出す「感覚」を追求すること。もうひとつは、その「感覚」を科学的に証明することでした。

そのために、ひとりでも多くの人を治し続ける機会を得ること、そしてひとつでも多くの理論に接することを徹底しました。人間を物体として捉えても意味がない反面、徹底して物体として分析をしなければいけないことも、その過程で思い知らされました。

もちろん、この追求はまだまだ続きます。その先に何が待っているかはわかりませんが、少なくとも多くの人の笑顔や安心が待っていると信じています。

第1章

VIM体操ってなに？

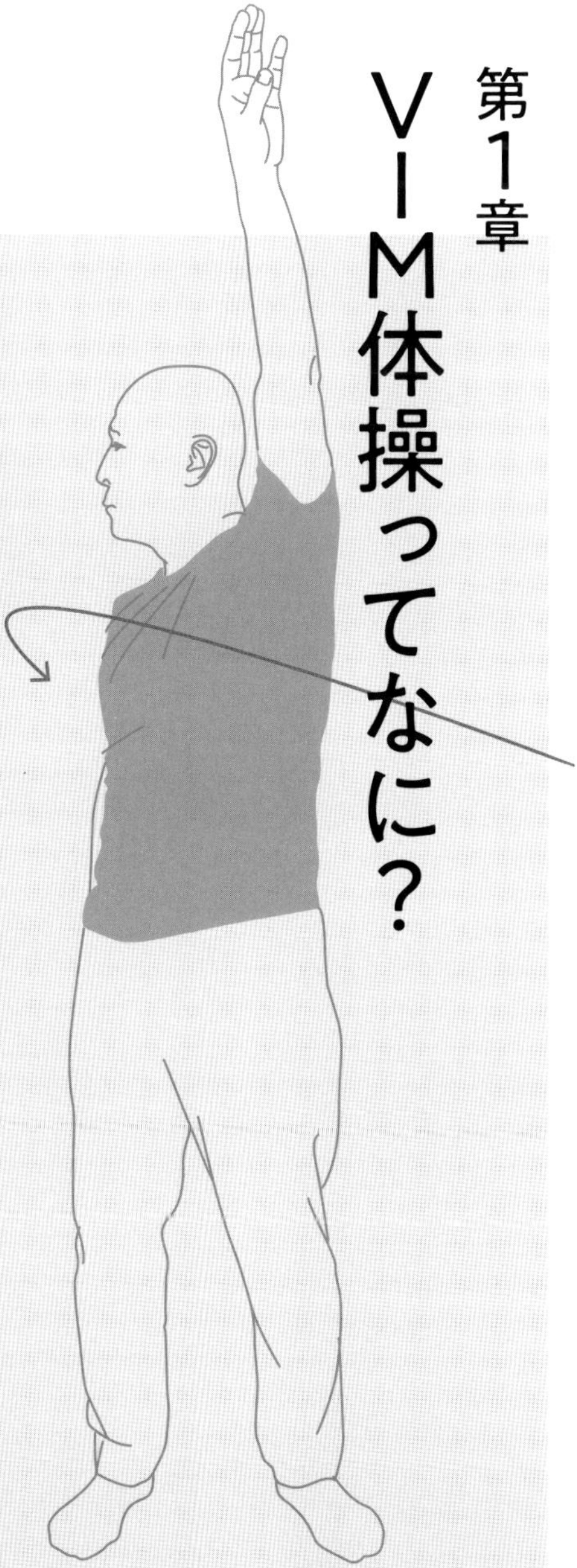

なぜ、体は痛みを感じるのか

体のどこかが痛いとき、誰しもきっと、こう思うのではないでしょうか？ 「痛みなんてなければいいのに」。その気持ちは、とてもわかります。

そもそも、なぜ、体は痛みを感じるのでしょうか。たとえば、肩こりが進行したときの痛みについて考えてみましょう。痛みが起こる機序（順番）に関して、ある程度科学的に解明されている内容について見ていきます。


体に痛みの刺激が加わると、その信号は痛みを感じる神経（感覚神経）を伝わり、脊髄や脳へ情報を伝えます。その伝わった情報に基づいて脳は運動神経を司る神経を通して、筋肉を緊張させる指示を出します。その筋肉の緊張が過度に続くと、筋肉内の血流が悪化して痛みの原因物質が増加し、それがさらなる痛みの原因となります。

左の図は、もともとは、体にできた異常が、痛み物質を発生させ、さらに異常を大きくするという悪循環の様子を表しています。

しかし、痛みを発生させる物質が脳に働きかけるのはわかりましたが、なぜそういった、体にとって不快な物質が発生するのでしょうか。その原因を探るために痛みについて根本的に考えてみましょう。


私たちの体には、免疫機能といって、ウイルスや細菌などの外敵から体を守ろうとする働きが

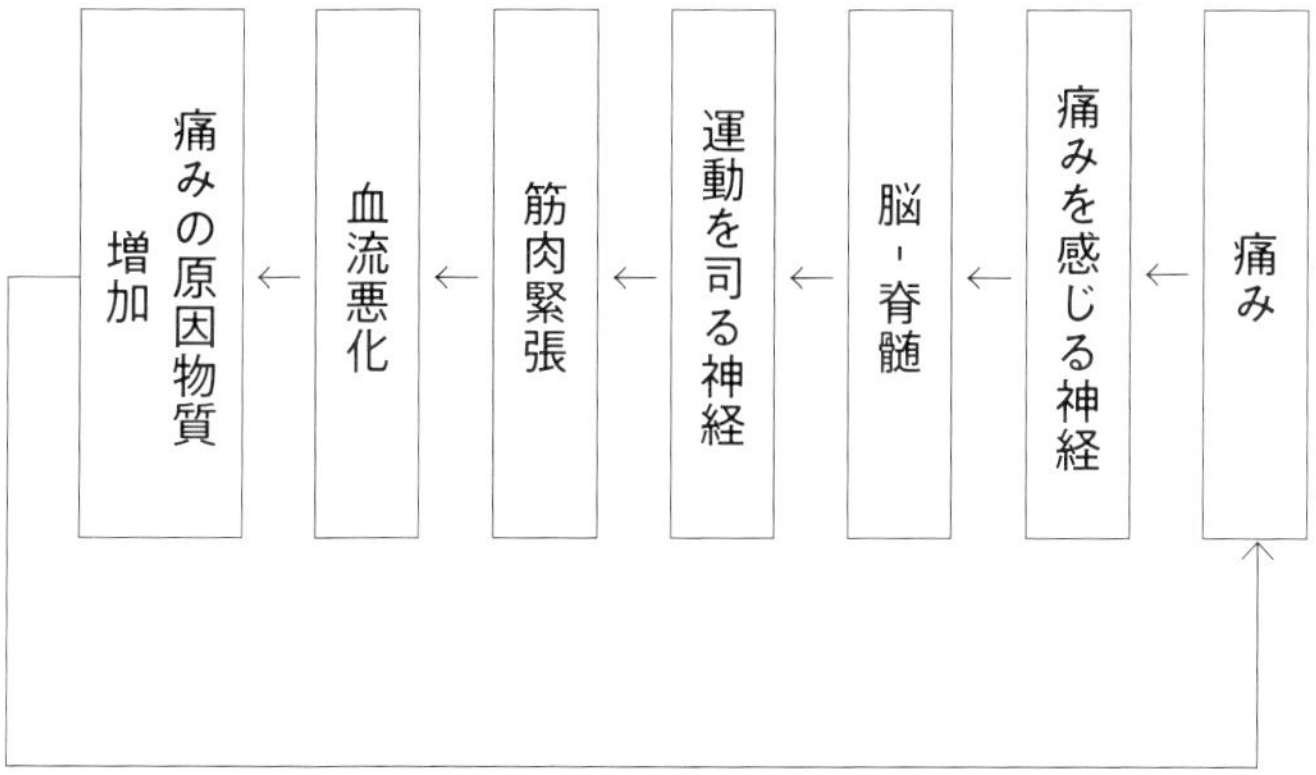

図①　痛みの循環図

あります。

免疫機能の定義は広いのですが、生物が自分の生命を守るために作った重要な基本的機能と言い換えることができます。

たとえば、風邪をひいたときの発熱も免疫機能のひとつです。風邪のウイルスは低体温下で活発に活動をしますが、高温になるとその活動が低下し、死滅しやすくなります。そのために人間の体はウイルスが体内に入ると、それをやっつけるために発熱をすると考えられています。しかし、現代人はその熱を抑え込まないといけないと考え、解熱剤を使うようになりました。

たしかに熱を下げると、いったんは元気になったように思えますが、体の中のウイルスは活動を続けるため、かえって風邪が長引くことも少なくありません。

さて、話をもとに戻すと、痛みも、熱と同様に考えることができます。

つまり、痛みは体の異常を知らせる重要なセンサーであり、熱と同様の「治療効果」もあるのです。治療効果については、のちほど触れることにして、逆に痛みがさらに体を悪くしていくことについて考えてみます。

先ほどの図で、痛みがまわりの筋肉を固くして、さらに痛み物質を発生させると述べました。これこそが、痛みを根本から解消するための大きなヒントなのですが、一方で痛みは、さらなる痛みを生み出します。

こう聞くと、ほら、やっぱり痛み止めや手術は必要なんじゃないか、と思われたかもしれません。しかし、よほど悪化したか、急性のとき以外は、痛みがずっと続くことはありません。あれほど痛かったところが、動かさずにじっとしていたら、しだいに痛みが和らいだという経験は誰にでもあるでしょう。要するに、安静にすることが大事なのですが、その際の姿勢や各部位のポジションがより重要なのです。

たとえば、ひじを後ろに急激に引いたときに激痛が走った場合は、それ以降は「無意識に」痛めたときと同じ動きを避け、代わりに腕を守るように、前の方に抱え込みます。そうやってじっとしていると、やがて痛みが引いてくるという具合です。

この無意識のふるまいが、痛みが自分の体を守ろうとしていることにほかならないのです。たとえば、画びょうを踏んでしまったとき、思わず瞬間的に足を上に引き上げますが、それは体の防衛反応が発動したためです。じつはこれと同様に、体には痛みから本能的に逃げて、痛みを避ける働きが備わっています。

ではもし、人間が痛みを感じなかったらどうなるでしょう。先ほどの例で言うと、画びょうを踏みっぱなしになり、ケガをひどくしてしまいます。

それと同様に、たとえば肩を故障またはケガをしているときに、痛みを感じなかったら、負傷している肩をその後も使ったり動かしたりしてしまい、さらに故障やケガをひどくしてしまいま

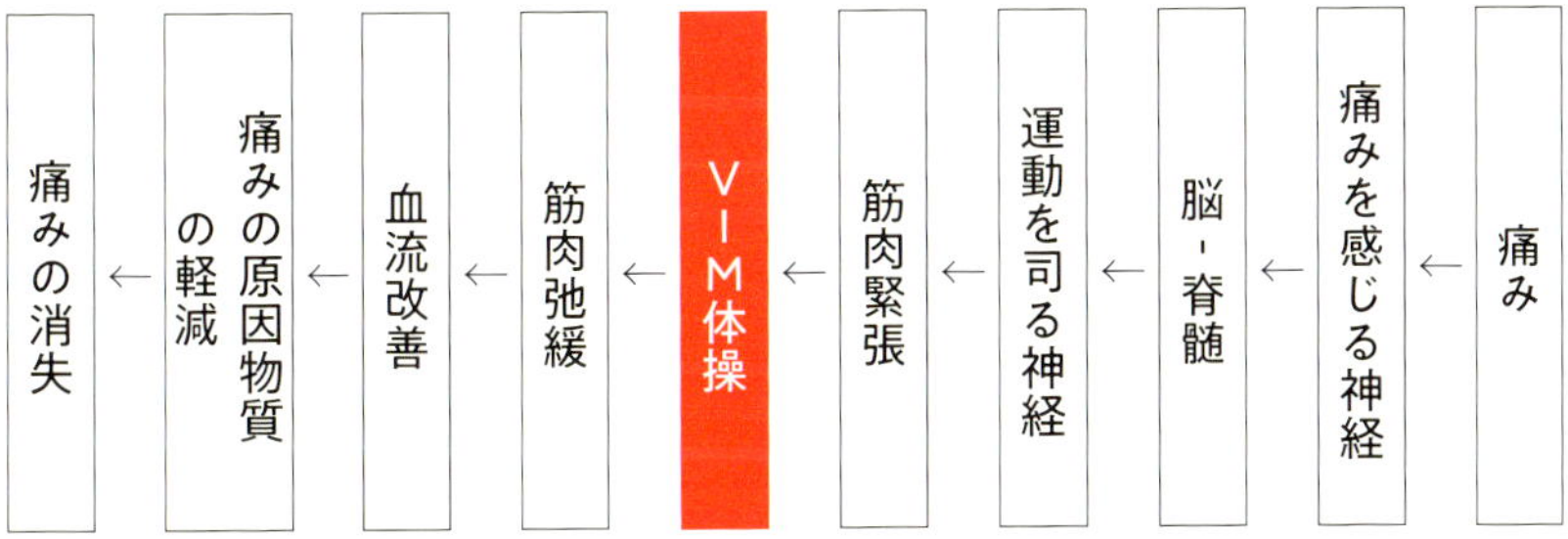

図②　ＶＩＭ理論による痛みの悪循環からの解放

す。また、痛みを我慢したり、痛み止めの薬に頼って、痛い部分を動かし続けてしまうことも、同様の結果を招きます。これが、痛みがさらに痛みを生み出す悪循環の正体です。

　逆にいえば、痛くない姿勢や動作を無意識に探し出し、その状態をしばらく継続させれば、痛みの悪循環から逃れられるというわけです。

　たとえば、左右どちらかの肩が痛いときは、その肩は動かさずに、反対側の肩を使うというのは、誰もがおこなう自然な行為、ふるまいではないでしょうか。

　つまり、痛みというのは、われわれ生物にとって、なくてはならない、自分を守るための本能であり、そして、痛みを避けようとする、その自然な行為こそが、痛んだ肩を治すのに必要なことだったのです。

　それを理論的に解明し、痛みの悪循環から解放する方法として開発されたのがＶＩＭ《ヴィアイエム》(Voluntary Inhibition Method：意図的抑制法）理論なのです。

かんたんVIMエクササイズ

細かい理論的な話はあとにとっておくとして、ここで一つの実験として、かんたんなエクササイズをしてみましょう。

1　左右それぞれ、順に同じ動作をします

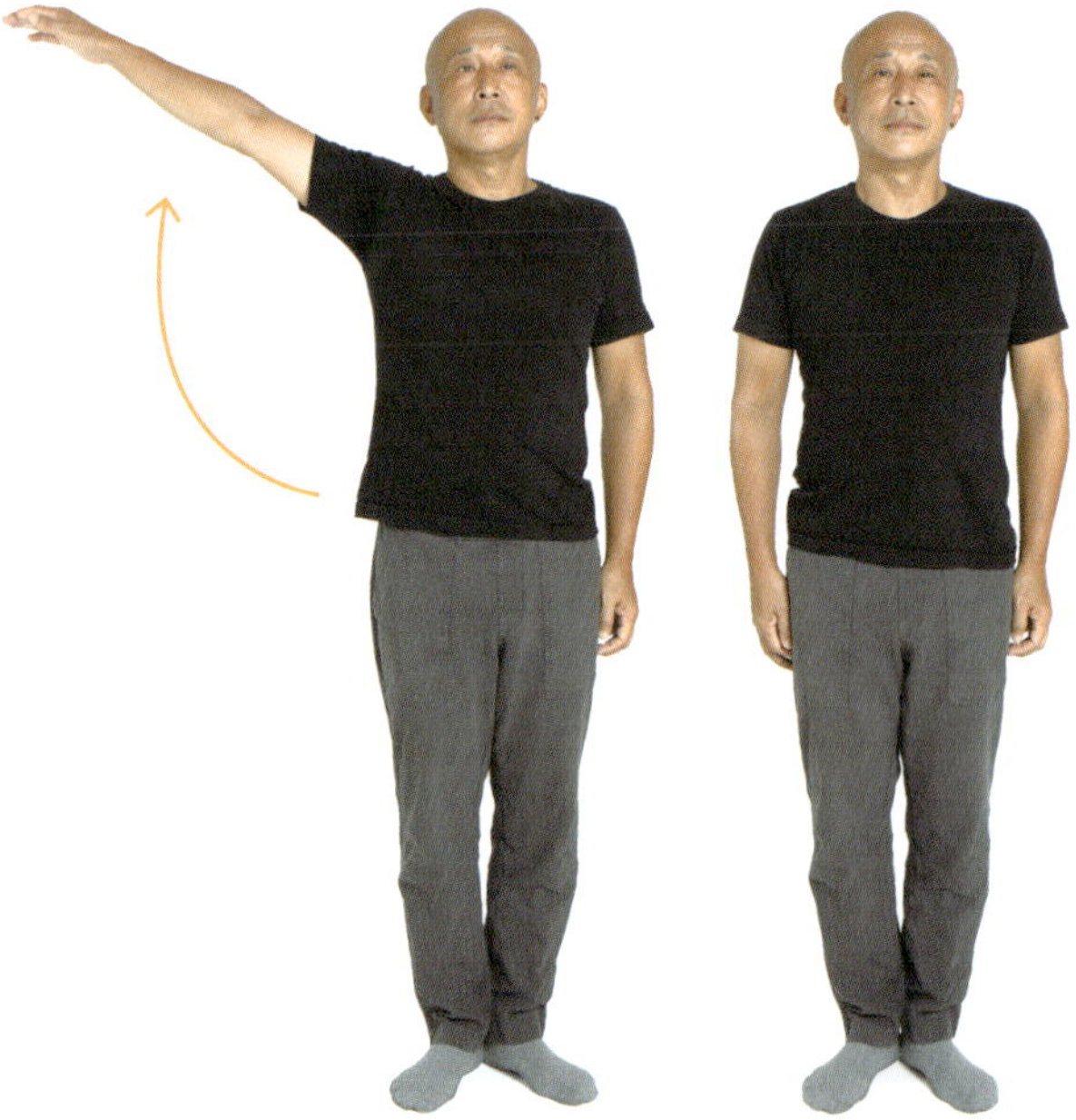

①両足をそろえて壁際に立ちます。両手は体の横に添え、かかと・おしり・背中・頭を壁につけます。

②腕をまっすぐ伸ばしたまま、右腕を横にゆっくりと上げます。手のひらは下にして小指側を壁につけておきます。痛みやいやな感じを持ったところで止めます。止めたときに、どの部分に痛みや違和感があるかを確認します。痛みは肩に出るとは限りません。腰やひじ、ふくらはぎなどにも注意します。

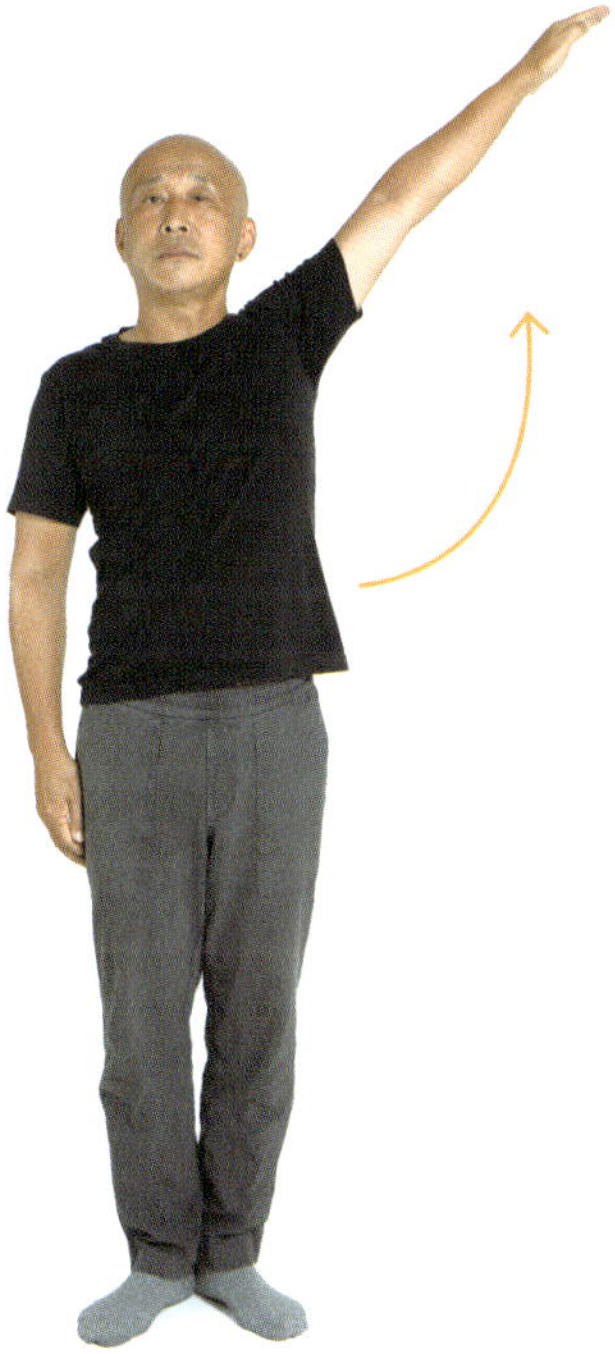

③右腕と同じように、痛みや違和感に注意しながら今度は左腕を上げます。痛みや違和感は、左右で差があります。左右差を感じられない場合は、もう一度繰り返してみてください。

2　痛みや違和感を確認します

体の状態を知るために、1で左右を動かしたときにそれぞれ感じた痛みや違和感の程度を数値にして表してみましょう（次のページ参照）。

痛みや違和感の程度は「ペインスケール」という痛みの評価表に基づき、0から10の11段階でおこないます。まったく痛みがない場合を0とし、我慢できない痛みを10とします。

部位ごとに判断できなければ、全体としてだいたいの感覚を記入してもかまいません。

このチェックをおこなうことで、右と左の腕の上がり方の違い、さらに痛みや動きづらさが生じた個所も違うことに気づくと思います。

※痛みは、個人の感じ方によって違うので、たとえば同じ8でも他人と比べることはしません。これはあくまでも、自分の痛みの変化を確認するためのものです。

※表ではあらかじめ、痛みや違和感が出やすい箇所（部位）を項目として挙げていますが、それ以外にある場合はその他の欄または欄外に記入してください。

※左右差を比べるときには、ゆっくり動かすことがポイントです。速く動かすと勢いがついてしまい、わかりづらいこともあるので注意しましょう。

図③　痛みの評価表

痛みの程度	0	1〜3	4〜6	7〜10
痛みの評価	痛みなし	軽い痛み	中程度の痛み	強い痛み

ペインスケール

←痛み弱　　　　痛み強→

0	1	2	3	4	5	6	7	8	9	10
↑まったく痛みがない					↑痛みがはっきり感じられる					↑がまんできない痛み

痛み・違和感チェック表サンプル

「左」に動かしたときの痛みの程度（体操前→体操後）	部位	「右」に動かしたときの痛みの程度（体操前→体操後）
4　→	首	→
→	背中	1　→
7　→	肩	3　→
2　→	腕	→
→	胸	→
→	腰	→
5　→	おしり	→
→	股関節	→
→	太もも	→
→	ひざ	→
	その他（　　）	

図④　痛み・違和感チェック表

「左」に動かしたときの痛みの程度（体操前→体操後）	部位	「右」に動かしたときの痛みの程度（体操前→体操後）
→	首	→
→	背中	→
→	肩	→
→	腕	→
→	胸	→
→	腰	→
→	おしり	→
→	股関節	→
→	太もも	→
→	ひざ	→
	その他（　　）	

3　左右で痛み・違和感が「強い側」と「弱い側」を見極めます

左右の腕の上がり具合や痛みの程度を比べたときに、どちらがより痛み・違和感を感じたかを確認し、この動き（エクササイズ）での「動かさない側＝痛みが強い側」と「動かす側＝痛みが弱い側」を見極めます。

4　健側を動かし、深くリラックスします

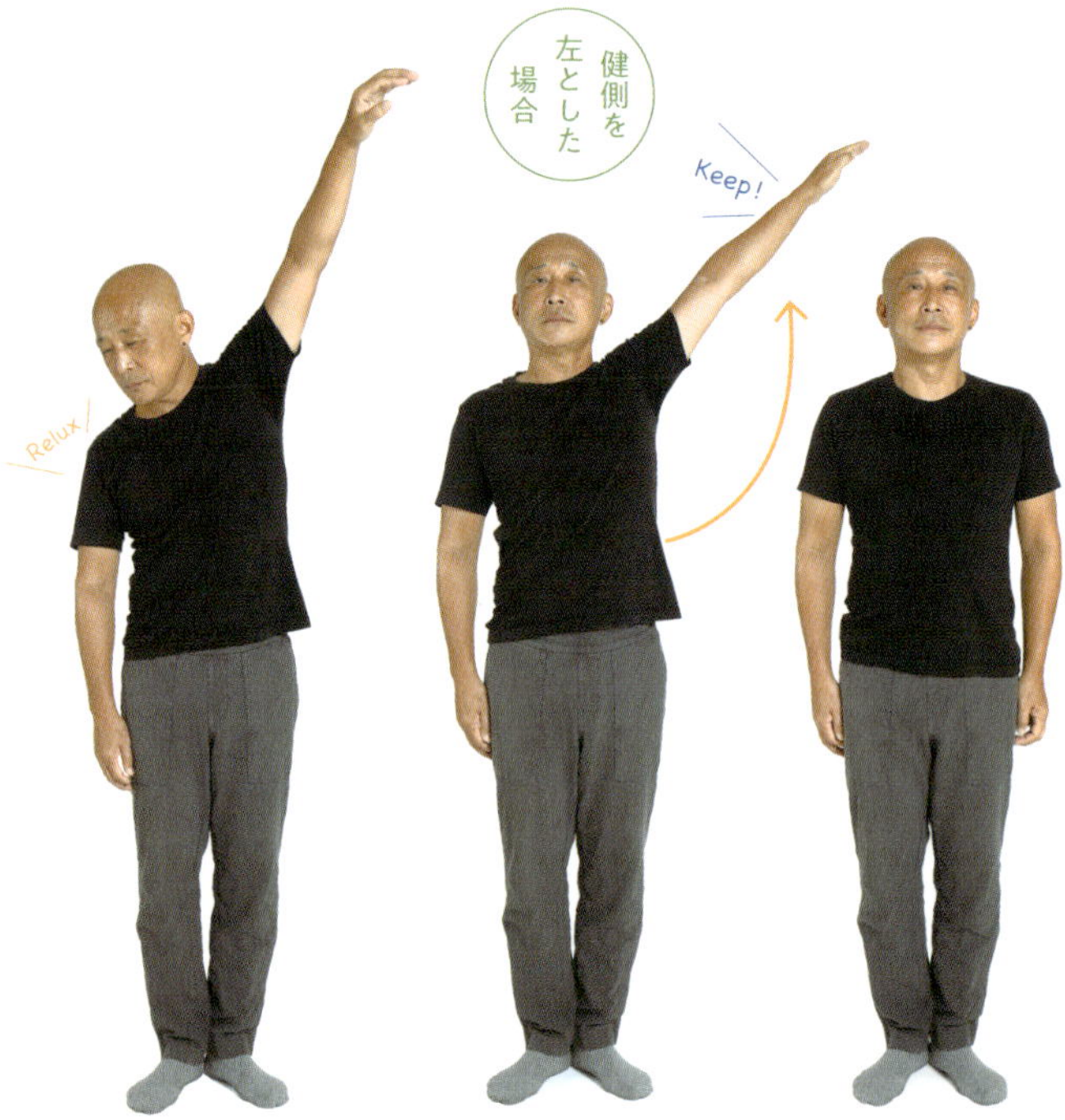

①壁から離れて、全身をリラックスさせます。

②動かす側の腕をゆっくり上げます。

★モデルは、左腕がより上がりやすく痛みが弱かったので、左を健側としています。

③腕を上げたまま10秒間キープし、肩や腕の力を抜いて深くリラックスします。

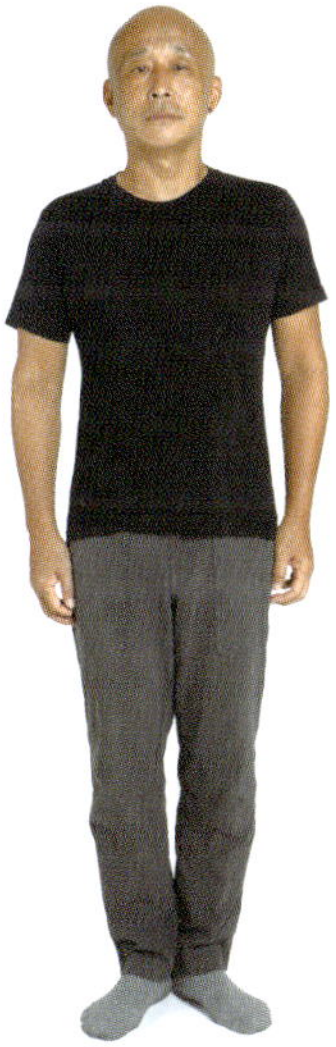

④腕を下ろして10秒間休みます。
⑤健側の腕をもう一度ゆっくり上げて10秒間キープし、深くリラックスします。（2回目）
⑥腕を下ろして10秒間休みます。
⑦健側の腕をもう一度ゆっくり上げて10秒間キープし、深くリラックスします。（3回目）
⑧腕を下ろします。

※休憩をはさみながら、腕を上げて10秒間キープする動きを3回繰り返します。このときのリラックスの仕方（質）で効果が大きく変わってきます。

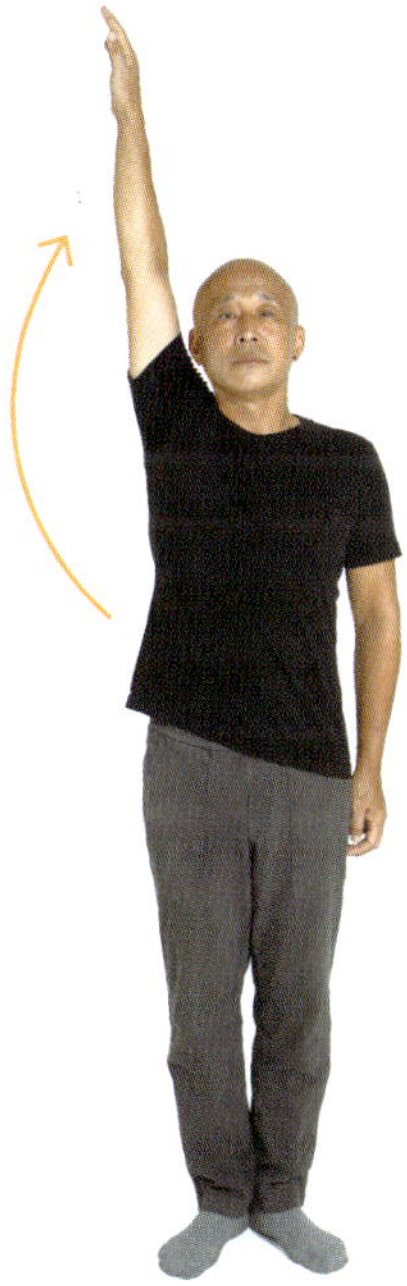

5　患側の変化を確認します

壁際に立って、4とは反対の、痛み・違和感が強かった側の腕を上げます。

ペインスケールで最初に確認した痛みの程度、痛みのあった箇所の変化を確認します。すると、最初の動きよりもずっとスムーズになり、痛みが軽くなっているのがおわかりいただけるはずです。

冒頭で「世界一の名医はあなた自身です」と述べました。

今、読者の皆さんにやっていただいたことを振り返ってみましょう。

1　まず、左右の腕をそれぞれ順に動かしました（検査）。
2　そしてどこにどのような痛み・違和感があるかを自分で確認しました（診断）。
3　痛み・違和感の弱い方の腕を動かしてリラックスしました（治療）。
4　再び痛み・違和感の強い方の腕を動かして確認してみると、痛みや違和感が改善していました（検証）。

つまり、診断も治療も、自分でできたのです。

通常の医療では、問診や機器を使った検査、診断などをおこないますが、その必要はなかったのです。「診断」はご自身で感じた痛みが教えてくれて、「治療」は痛みのない方を動かすだけで、できたのです。

もちろん、症状やケガの程度によっては、医療機関できちんと検査や治療をする必要があることもありますので、こう言い切ってしまうことは乱暴ですが、私の治療の根幹にはこうした考えがあります。その考えを追究して洗練させ、体系的にまとめ上げたのが、「マッエセラピー」です。

そしてそれを、自分でできる方法として紹介するのが、本書でこれからお伝えしていく「ＶＩＭ体操」なのです。

最初は少し難しく感じることもあるかもしれませんが、やり方はいたってシンプルですので、慣れるにしたがって短時間で驚くほどの効果を出すことができるようになります。朝晩ほんの数分程度おこなうだけで、ひどい腰痛や肩こり、膝痛《しっつう》などの悩みから解放されたという声は無数に聞こえてきます。そればかりか、全身が軽くなり、日常生活を楽に、気分よく送れるようになるのです。

「怖い……」

このＶＩＭ体操を体験したある治療家の先生が、あるときぼそっとつぶやきました。

勉強を重ねて国家資格をとり、治療家としてさまざまな患者さんに接してきた方々からすると、「怖い＝信じられない」ほどの効果を前にし、驚異の施術方法として目に映ったのでしょう。

みるみるうちに硬かった肩や腰、股関節などが柔らかくなり、痛みもスーッと軽くなっていく。しかも、無理に伸ばしたり押し込んだりしなくても、急激に氷が溶けていくように動きや痛みが変わっていく。いったい、どんな魔術を使っているのだろう？　それは、治療家だけではなく、施術を受けた方も含め多くの皆さんが不思議に感じるところのようです。実際に海外では、口々に私のことを「魔術師」と呼びました。もちろん、風貌の怪しさも手伝ってのことだと思いますが。

しかし、実際には、現れた効果はもちろん魔術などではなく、「科学の力」によるものであり、すべての生命体、少なくとも人間には確実に備わっている「自分の体は自分で守り修復する能力＝自己治癒力」を使わせてもらっているだけのことなのです。

つまり、治しているのは「患者さん自身」であり、私たちがしていることは、もともと持っている力を発揮しやすくしているだけのことなのです。

自分の体をよくし、健康に生活できるようになるＶＩＭ体操を、ぜひ毎日、少しずつ続けていただきたいと願います。

VOLUNTARY INHIBITION METHOD

第2章
基本のVIM体操

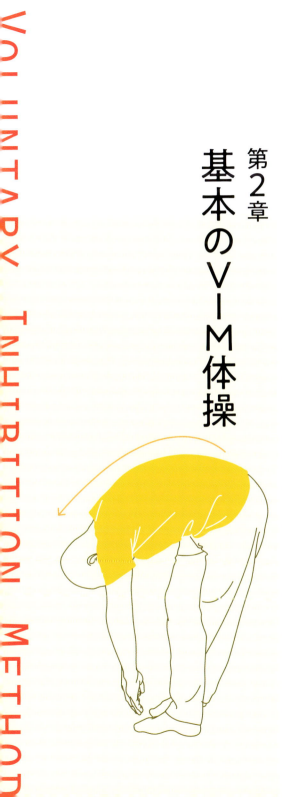

3つの体幹のVIM体操

さて、これから自分でできる「VIM《ヴィアイエム》体操」を紹介していきます。VIM体操は誰にでもできる簡単な体操です。

本書では痛みなどの改善のためのVIM体操として「肩」、「腰」、「ひざ」、「股関節」、「姿勢（背中）」の5つに分けて説明していきますが、まずは基本のVIM体操として、「体幹のVIM体操」を3つ紹介します。

ご自身の痛みなどの自覚症状にあわせて、さっそく知りたい体操のページに飛んでも結構ですが、初めての方は、この章は基本としてぜひおさえておいてください。

VIM体操は次の5つのステップを順におこなっていきます。

VIM体操の基本　5つのステップ

❶検査　左右それぞれ、順に同じ動作をします

❷診断　左右それぞれの痛みや違和感を探します

❸診断　動きやすい側の「健側」と動きにくい（または痛みがある）側の「患側」を決めます

❹治療　「健側」を動かし、「意図的抑制」（深いリラックス）をおこないます（10秒）

10秒間の休憩をはさみ、合計3回繰りかえします

❺検証
「患側」の痛みや違和感の変化を確認します

「健側」と「患側」

体を左右に分けて考え、左右それぞれ、順に同じ動作をおこない、動かしやすさの度合いや痛み・違和感の程度を比べたときに、「より動かしやすいほう」「痛みの弱いほう」を「健側《けんそく》」と言います。一方、「動かしにくいほう」「痛みの強いほう」を「患側《かんそく》」と言います。

「意図的抑制」（深いリラックス）

ＶＩＭ体操では、「意図的抑制《いとてきよくせい》」をもっとも大事なこととしています。それは、痛みのある個所や体をいかにして有効に緩めることができるかということです。これは、「究極のリラックス法」と言いかえることもできます。

本書ではそれを「深いリラックス」と表現します。

さて、ポイントをおさえたところで、実際に体操をおこなってみましょう。実際の例を使って説明していきます。ぜひ真似してやってみましょう。

基本のVIM体操1……両ひざ倒し

❶検査　左右それぞれ、順に同じ動作をします

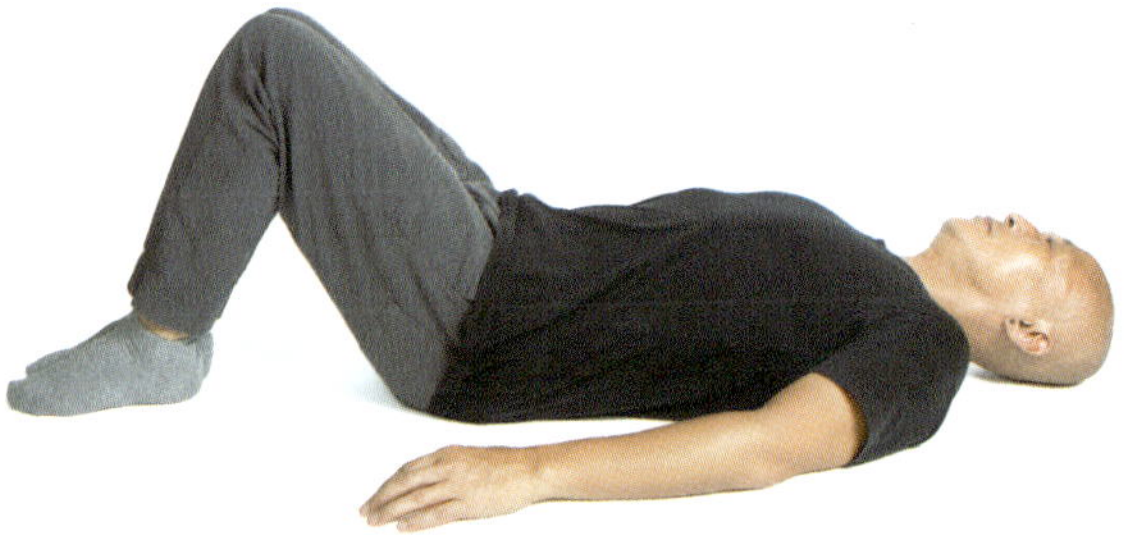

①床に仰向けに寝て、両ひざを立てます。
両足はくっつけ、両手は自然に体の横に
添えておきます。

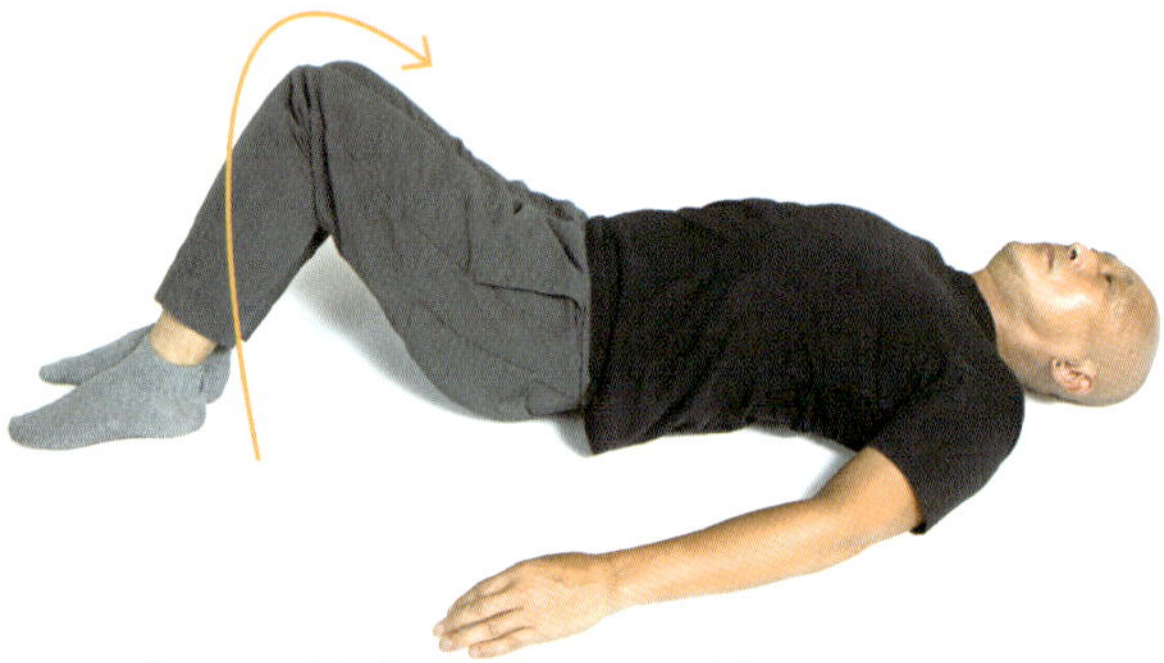

②両ひざを右にゆっくりと倒します。

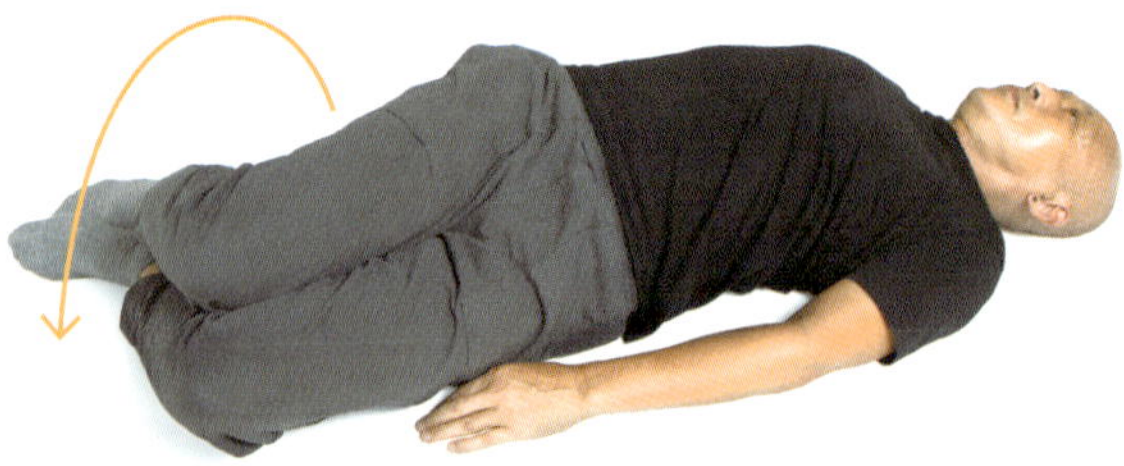

③反対側も同様におこないます。

❷─診断　左右それぞれの痛みや違和感を探します

スムーズに倒れるところまで倒し、そのときの痛みや違和感を覚えておきます。（慣れるまでは、痛みや違和感がある箇所は16～17ページの表を使ってチェックすると、把握しやすいでしょう。）

痛みや違和感は、腰部だけではなく、臀部《でんぶ》や太もも、背中、首など、どこに出たものでも構いません。

※ほとんどの人は左右それぞれ異なった感覚を持ちます。

★モデルは、右に倒すとおしりに痛みを感じその程度を5としました。右側にはさらに腰に7の痛みと首に3ぐらいのいやな感じを持ちました。左には腰に4ぐらいの痛みを感じました。

「左」に動かしたときの痛みの程度（体操前→体操後）	部位	「右」に動かしたときの痛みの程度（体操前→体操後）
→	首	3 →
→	背中	→
→	肩	→
→	腕	→
→	胸	→
4 →	腰	7 →
→	おしり	5 →
→	股関節	→
→	太もも	→
→	ひざ	→
	その他（　　）	

❸診断　健側と患側を決めます

より痛みが強い方、または動かしにくい方を「患側《かんそく》」、痛みが弱い、動かしやすい方を「健《けん》側《そく》」とします。

どちらが患側か健側かわからない場合は、とりあえずどちらを健側としても大丈夫です。痛みや違和感などのいやな感覚があるところには、ほとんどの場合に問題がありますが、その部分自体に痛みの原因があることもあれば、他の個所の問題の影響を受けて、仮に問題を引き起こしていることもあります。

ここでは、大きな問題に焦点を当てるために、より痛みや違和感の強い側を患側として、その反対を健側と呼ぶことにします。

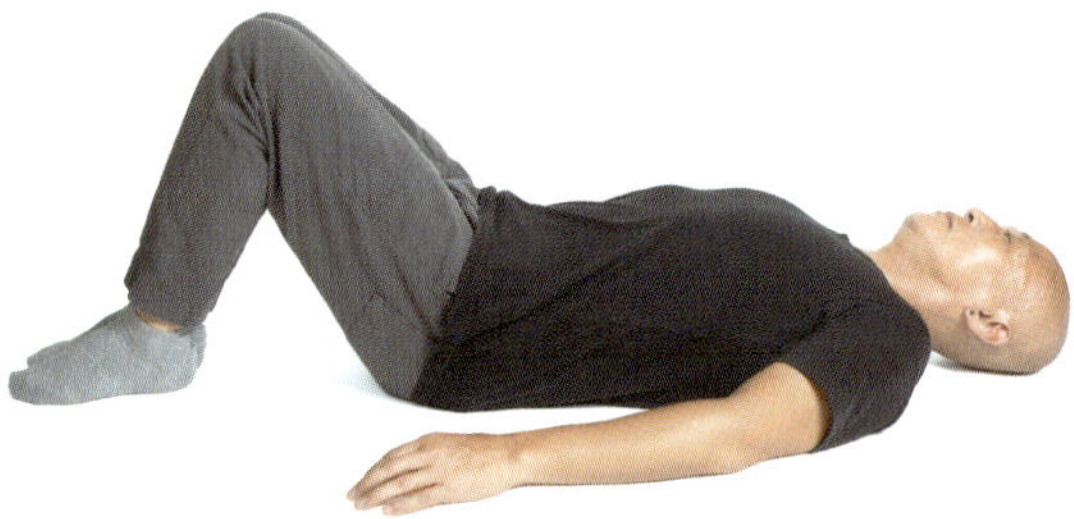

健側を左とした場合

❹治療　健側を動かし、深くリラックスします（×3回）

①床に仰向けに寝て、両ひざを立てます。

②健側（痛みの弱かった方）に両ひざを倒し、10秒間キープしながら、深くリラックス（意図的抑制）します。

★モデルは、右側に倒した方がより痛みを感じるため、右側を「患側」、左側をよりスムーズに動く「健側」としました。

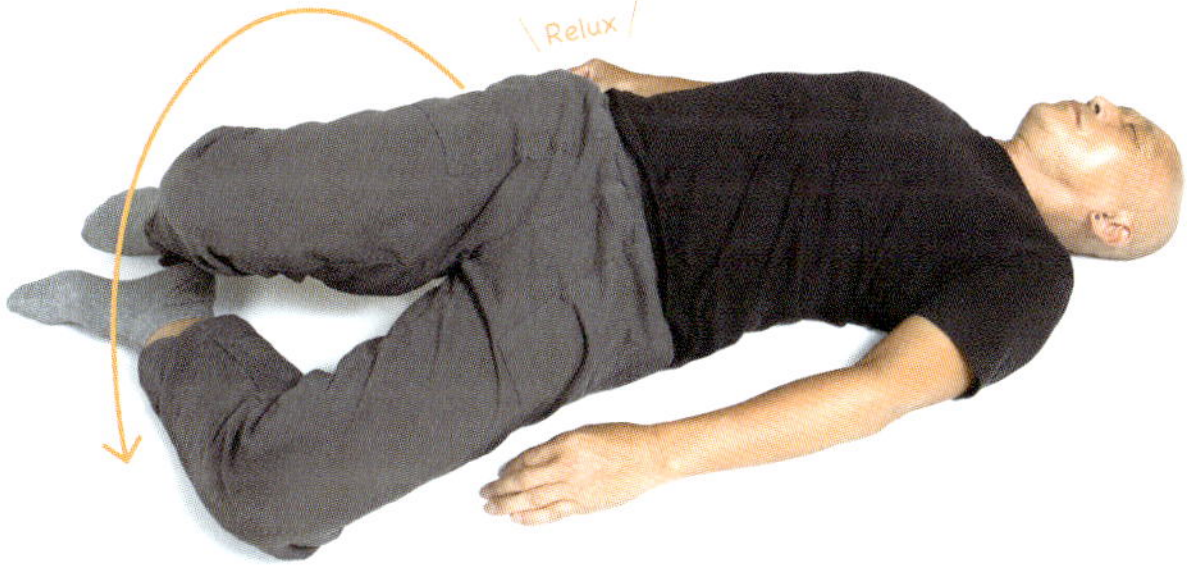

両ひざをもとの位置に戻して10秒間の休憩をはさみ、２回目・３回目も同様におこないます。

※深いリラックスにかける時間は1回あたり10秒ほどですが、慣れてきたらもう少し短い時間でも効果が出ます。また、より深いリラックスができれば、30秒程度続けても大丈夫です。

★モデルは、スムーズなリラックスができています。ひざはバラバラになり、顔の向きもまっすぐではありません。できるだけ余分な緊張を体から取り除くと、自然とこういう姿勢になります。

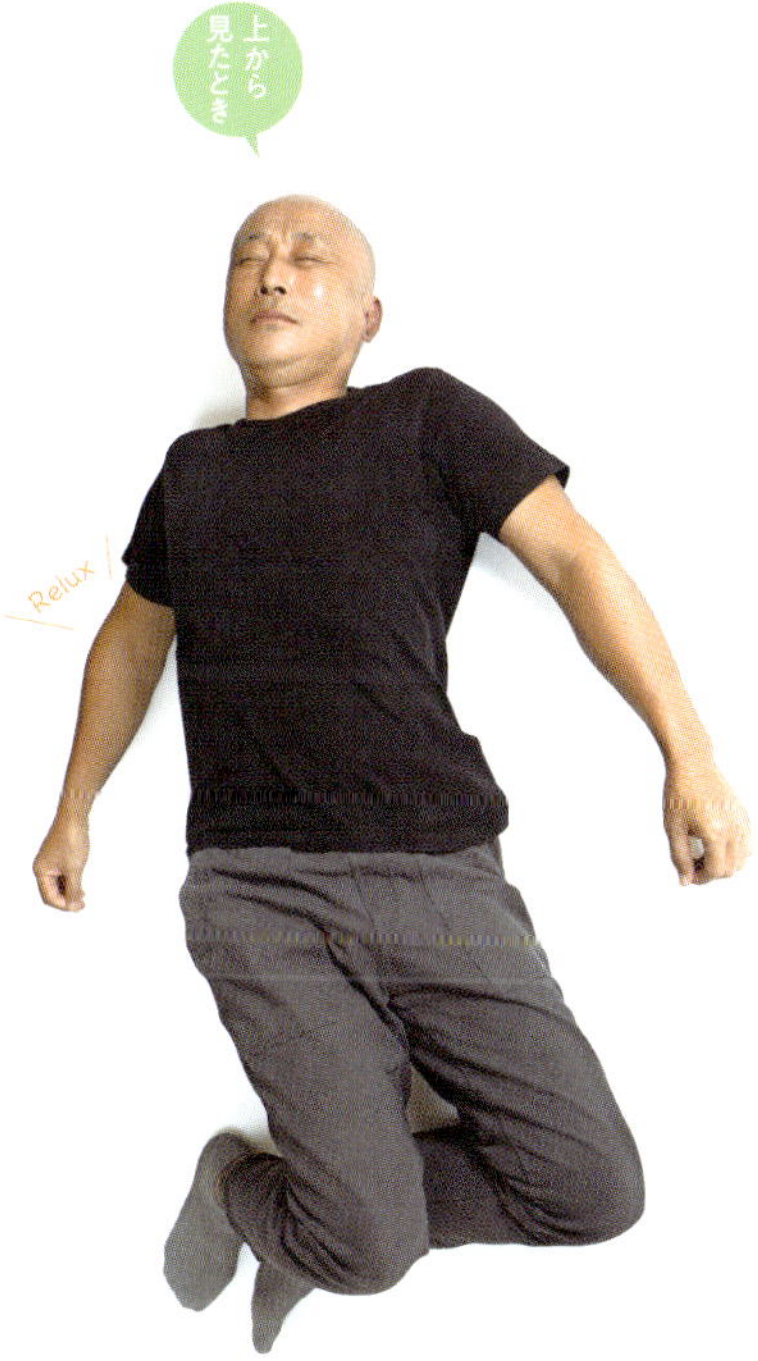

⑤—検証　患側の痛みや違和感の変化を確認します

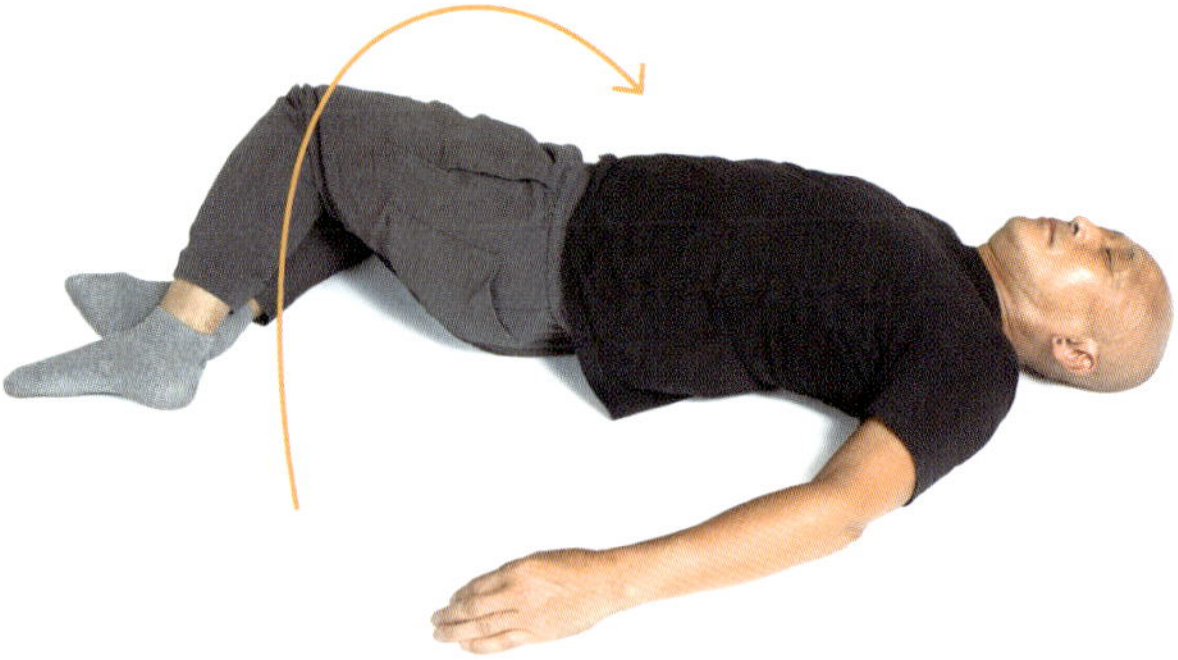

両ひざを患側に倒し、②—診断で確かめた、痛みや違和感の変化を確認します。

※腰部や臀部をはじめ、全身をチェックした際に、患側に何らかの異常を感じた方がほとんどかと思いますが、このV－M体操をおこなった後では、それが軽減、または解消していることが確認できます。

★写真のモデルは以下のように痛みの変化を感じました。特に、鈍い痛みがあった腰はほとんど痛みを感じなくなり、他もまったくいやな感覚がしなくなりました。

「左」に動かしたときの痛みの程度（体操前→体操後）	部位	「右」に動かしたときの痛みの程度（体操前→体操後）
→	首	3→0
→	背中	→
→	肩	→
→	腕	→
→	胸	→
4→2	腰	7→2
→	おしり	5→0
→	股関節	→
→	太もも	→
→	ひざ	→
	その他（　　）	

深いリラックス（意図的抑制）のポイント

【ポジションの取り方】

◉腰やおしり、足などの余分な力を抜いて、足の重さだけでひざが倒れるようにします。

●上半身のリラックスもできるように、首や肩、腕、背中の力も抜きます。
●頭は首がもっとも楽に感じる位置に自然に置きます。

【より深いリラックスのために】
●目をつぶります。
●ゆっくり深呼吸を繰り返します。
●吐く息に合わせて、全身の力をより抜くように意識します。

体の自然な仕組みに身をゆだねる

ではなぜ、病院や治療院で治療をしたわけでもないのに、痛みが減ったり消えたりしたのでしょうか。

答えは「皆さんが世界一の名医だから」です。

そして、皆さんの体の仕組み自体がそうなっているからです。言い換えれば、人間の体の自然の仕組みに逆らわず、それに素直に従うだけで、回復できるということです。

痛みの原因は、外傷による骨折など、一部を除いて、筋肉や靭帯《じんたい》、腱《けん》、筋膜などの軟部組織《なんぶそしき》にあると言われています。それが傷ついたり、組織の中にこぶや塊《かたまり》のようなものができると、それが痛みの元になるのです。筋肉はもともと、意識する・しないにかかわらず、脳からの信号で固くなったり緩んだりしますが、さまざまな要因によってその信号に異常をきたすことがあります。

たとえば、緊張しなくてもいいときに、緊張を促すような信号を脳が出すことがあります。それが続いてしまうと、その部分の血液の流れが悪くなり、リンパや血液などから生じた老廃物が血管や筋肉などの軟部組織にたまってしまい、固い塊になっていくのです。さらにその塊によって、血流が悪くなり、痛みをひどくするという悪循環に陥ります。

しかし、VIM体操をおこなうことで、脳から筋肉へと信号を伝える経路がスムーズになり、間違った信号が出にくくなるのです。しかも、VIM体操をおこなったあとも、正しい信号が長時間持続するので、体操をしていないときでも、固かったところが次第に柔らかくなっていきます。

これは皮質脊髄路の興奮性の低下と呼ばれていますが、専門的なことは省略します。

全身をよくするための基本となる体幹のVIM体操ですが、先ほどの体操の形を少し変えることで、さらに別の多くの箇所の問題を解決することができます。

人間の体は、腕や肩が勝手にそれぞれ独立して動いているものではありません。足が動くときには、腕も同時に動きます。また腰を反れば、首も勝手に反っていきます。これは体のもつ本来の力であり、癖でもあります。

この癖をうまく利用することで、人間の体の動きを自然につなげることができ、同時に故障している個所を治すこともできるのです。

では、実際に、先ほどのひざを倒す動きを応用させて体全体をつなげることによって、痛みや違和感をとる感覚を身につけていきましょう。

基本のＶＩＭ体操２

片手上げ両ひざ倒し

❶検査　左右それぞれ、順に同じ動作をします

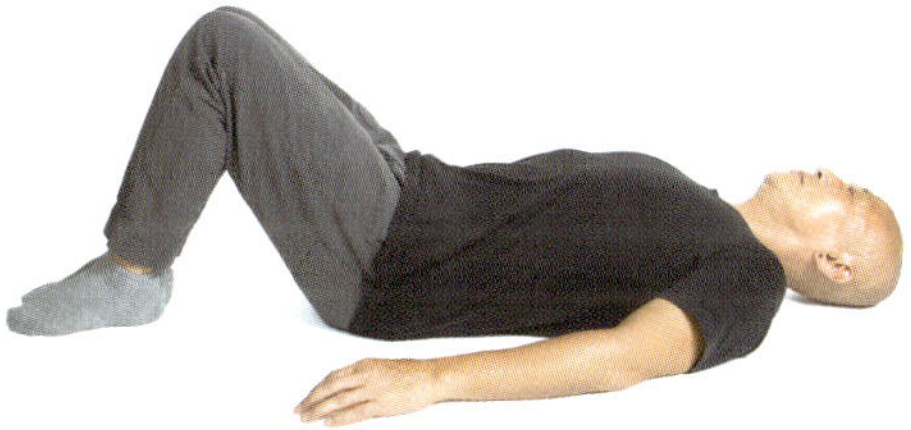

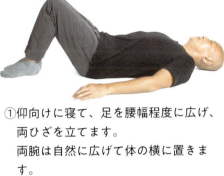

①仰向けに寝て、足を腰幅程度に広げ、両ひざを立てます。
両腕は自然に広げて体の横に置きます。

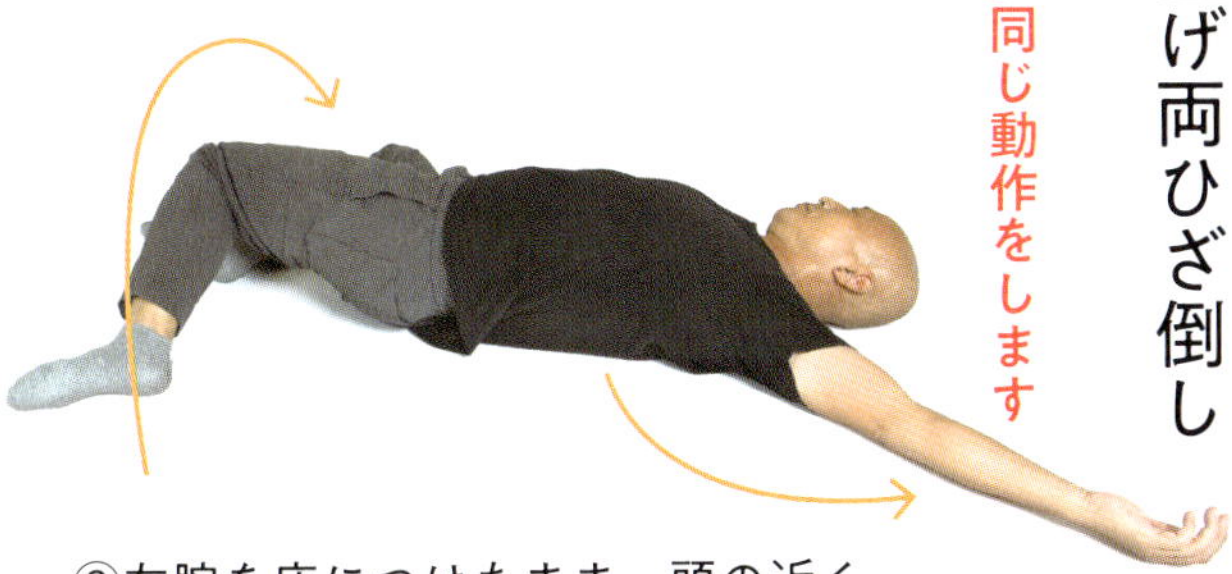

②左腕を床につけたまま、頭の近く、または斜め上のほうに向かって伸ばし、両ひざを右側にゆっくりと倒します。
顔は正面に向けておきます。

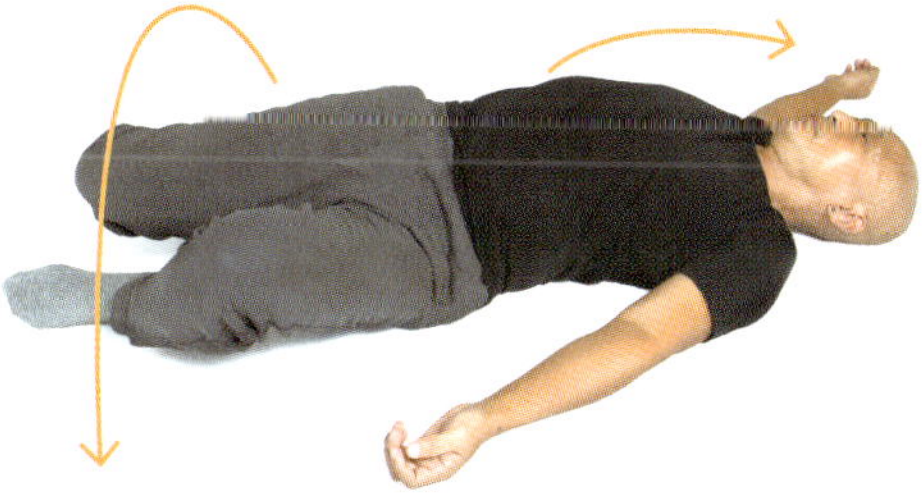

③反対側も同様におこないます。

❷診断　左右それぞれの痛みや違和感を探します

全身に生じた痛みや違和感を確認します。（慣れるまでは、痛みや違和感がある箇所は16～17ページの表を使ってチェックすると、把握しやすいでしょう。）

その感覚は大きく感じられるときもありますが、ほとんどの場合は小さく、感じにくいので、十分に自分の体を観察することが必要です。

特に感覚が出やすいのは、腰部、臀部、背中、肩、首なので、そのあたりをよく観察してみてください。

❸診断　健側と患側を決めます

左右差を比べて、健側と患側を見極めます。

判断基準は、あまり厳密に考えず、より痛みや違和感があると自分で思う方を患側としてください。

健側を右とした場合

❹治療　健側を動かし、深くリラックスします（×3回）

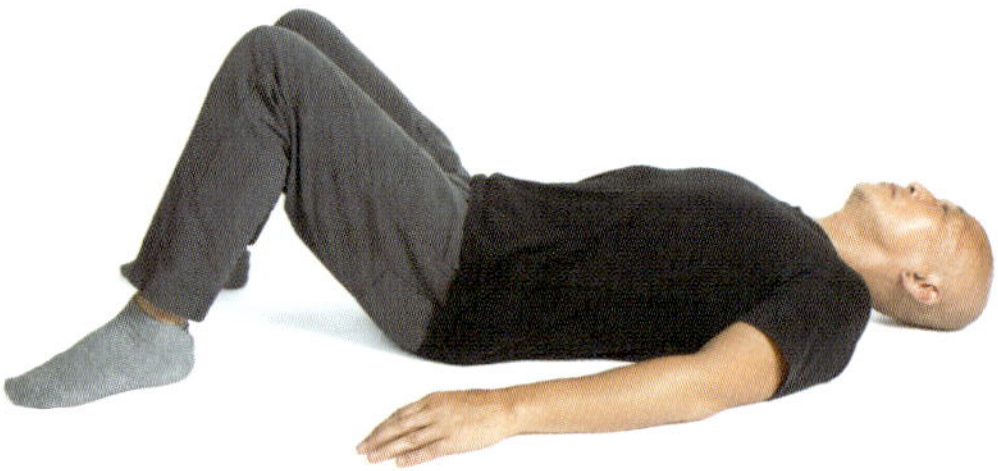

①仰向けに寝て、足を腰幅程度に広げ、両ひざを立てます。

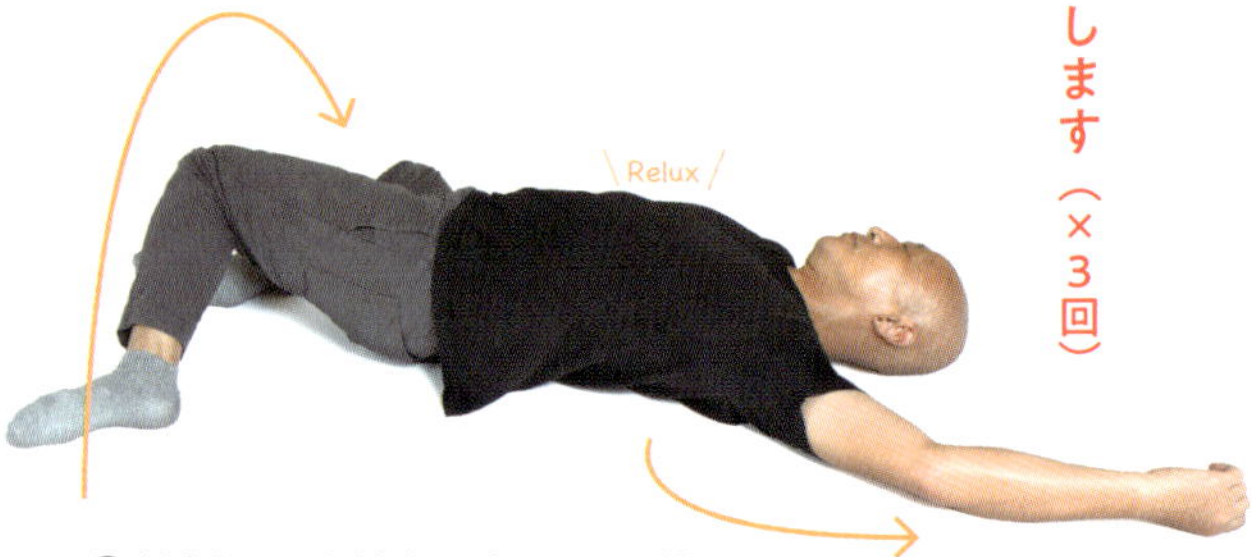

②健側の反対側の腕を頭の横にのばして、両ひざを健側に倒します。
ひざも腕もそのまま10秒間キープしながら、深いリラックスをします。

★モデルは、ひざを倒しやすい方が右だったので、健側を右とし、両ひざを右に倒し、左腕を伸ばしています。

両ひざと腕をもとの位置に戻して10秒間の休憩をはさみ、2回目・3回目も同様におこないます。

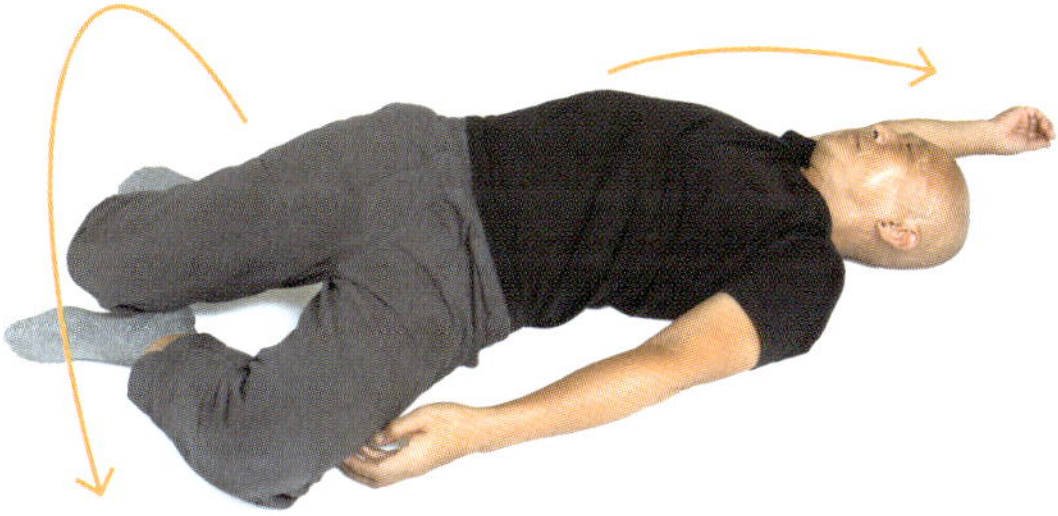

❺ 検証　患側の痛みや違和感の変化を確認します

両ひざを患側に倒し、患側の反対側の腕を上げ、最初におこなったときとの感覚の変化を把握します。

腕が自然に伸びて、腰やおしりがスムーズに動いてくるのが確認できます。

深いリラックスのポイント

●腰やおしり、足などの余分な力を抜いて、足の重さだけでひざが倒れるようにします。

●上に伸ばす腕は、自然に伸びる位置で保持します。無理に伸ばす必要はありません。
また、上半身もリラックスできるように、首や肩、背中の力も抜きます。

●頭は首がもっとも楽に感じる位置に自然に置きます。

●目をつぶることで、より深くリラックスします。

●ゆっくりと深呼吸を繰り返します。
その際、吐く息に合わせて、全身の力をより抜くように意識します。
より自然なリラックスができるようになると効果はさらに大きくなります。

基本のVIM体操3 ……背中のばし

❶検査　左右それぞれ、順に同じ動作をします

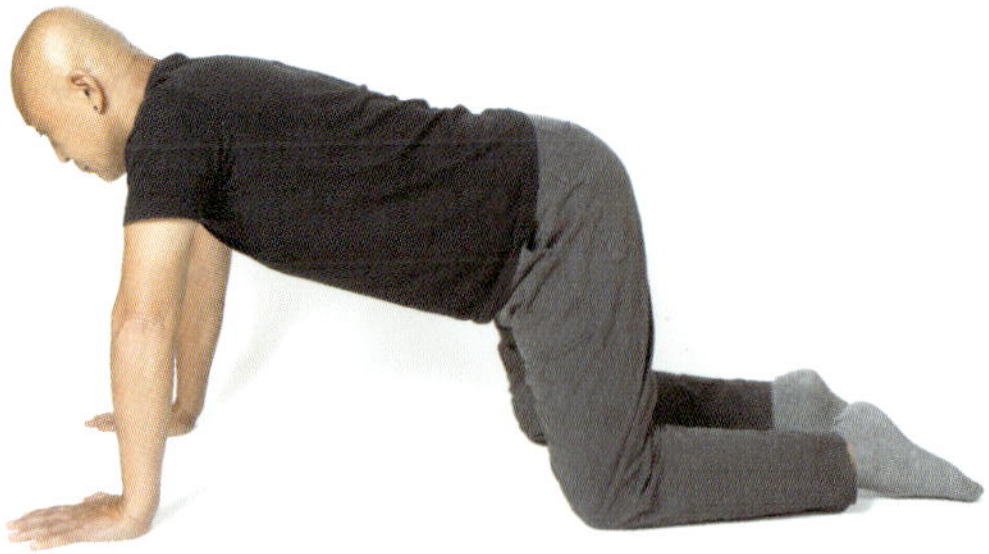

①四つん這いになります。
手は肩幅、足は腰幅に開いておきます。

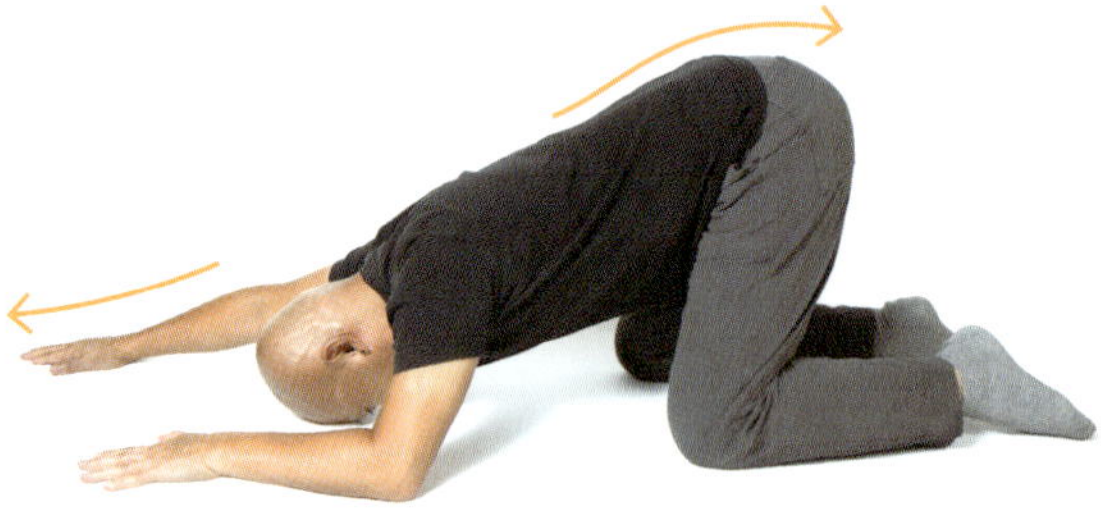

②右手を手のひら２つ分、前に出し、そのままの状態で、おしりを後ろに引いていきます。
このとき背中や腕の筋肉などが伸びていきますが、痛みや不快感が出てきたところで止めます。

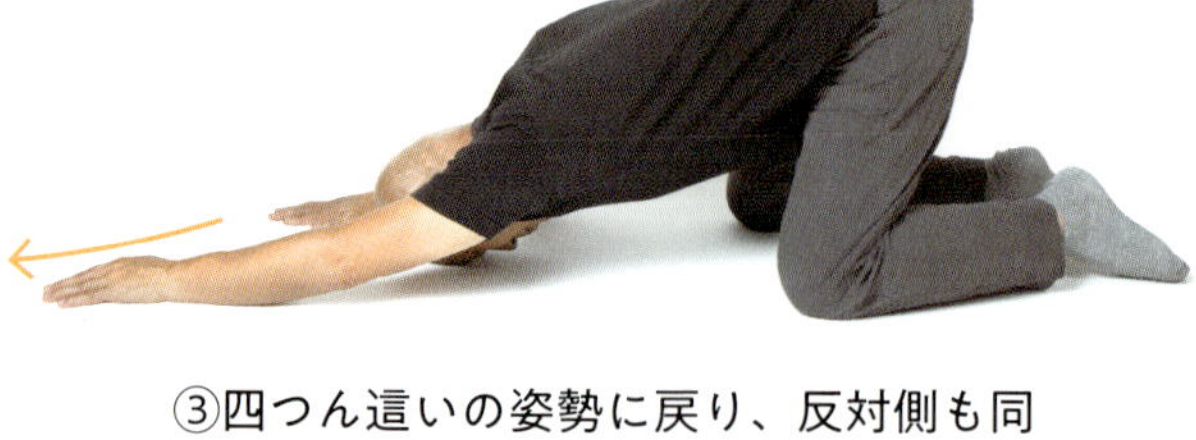

③四つん這いの姿勢に戻り、反対側も同様におこないます。

❷診断　左右それぞれの痛みや違和感を探します

全身に生じた痛みや違和感を確認します。（慣れるまでは、痛みや違和感がある箇所は16～17ページの表を使ってチェックすると、把握しやすいでしょう。）

感覚は大きいときもありますが、ほとんどの場合は小さく感じにくいので、十分に自分の体を観察することが必要です。

❸診断　健側と患側を決めます

左右差を比べて、健側と患側を見極めます。特に感覚の出やすい場所としては、肩や腕、背中が挙げられますが、他の部位の感覚も確認していきましょう。

❹治療　健側を動かし、深くリラックスします（×３回）

健側を右とした場合

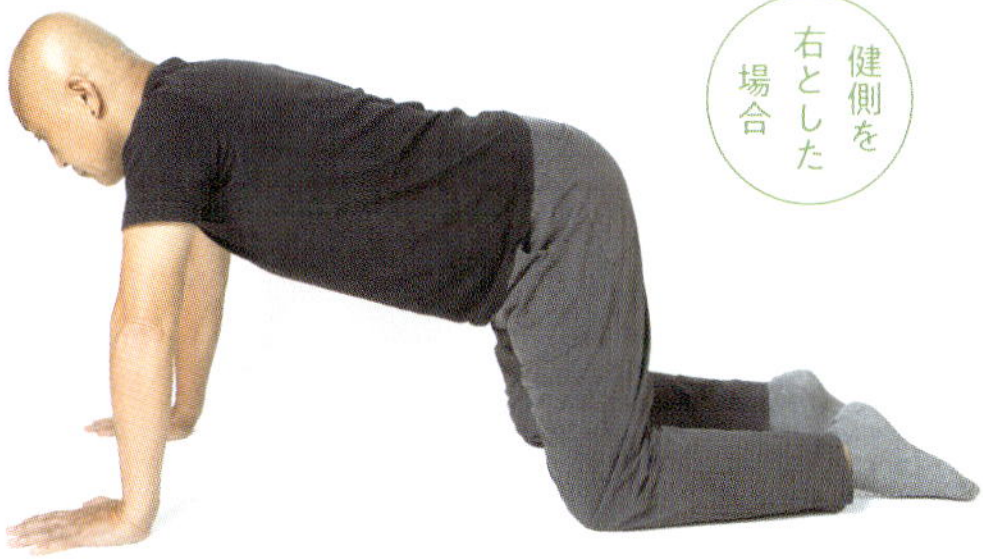

①四つん這いになります。

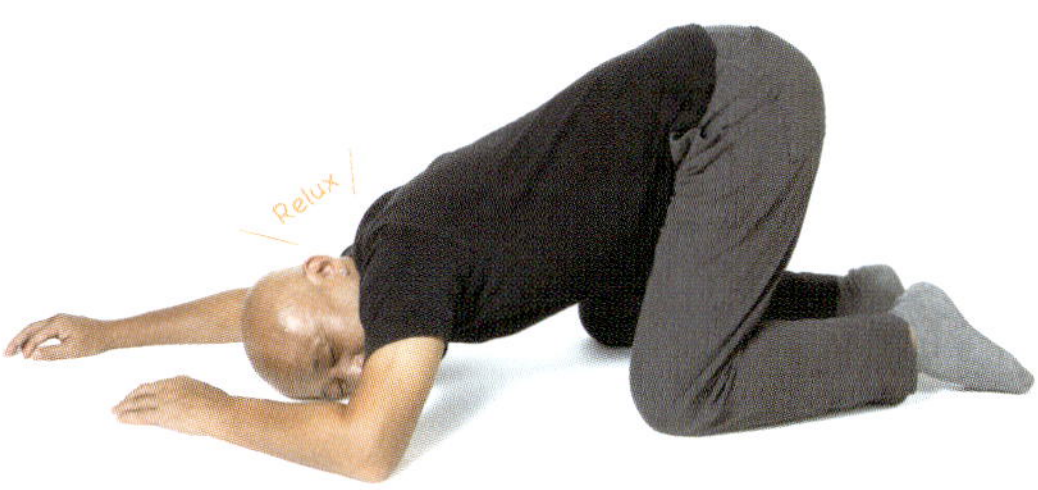

②健側のほうの手を前に出し、おしりを後ろに引き、10秒間キープしながら深いリラックスをします

★モデルは、左に痛みを感じたので、健側を右としています。

四つん這いに戻り、10秒間の休憩をはさみ、２回目、３回目も同様におこないます。

❺検証　患側の痛みや違和感の変化を確認します

患側のほうの手を前に出し、おしりを後ろに引き、最初におこなったときとの変化を確認してみましょう。

肩や腕の突っ張り感や背中の張り感が少なくなって、先ほどよりも深く曲げることができるのを確認できると思います。

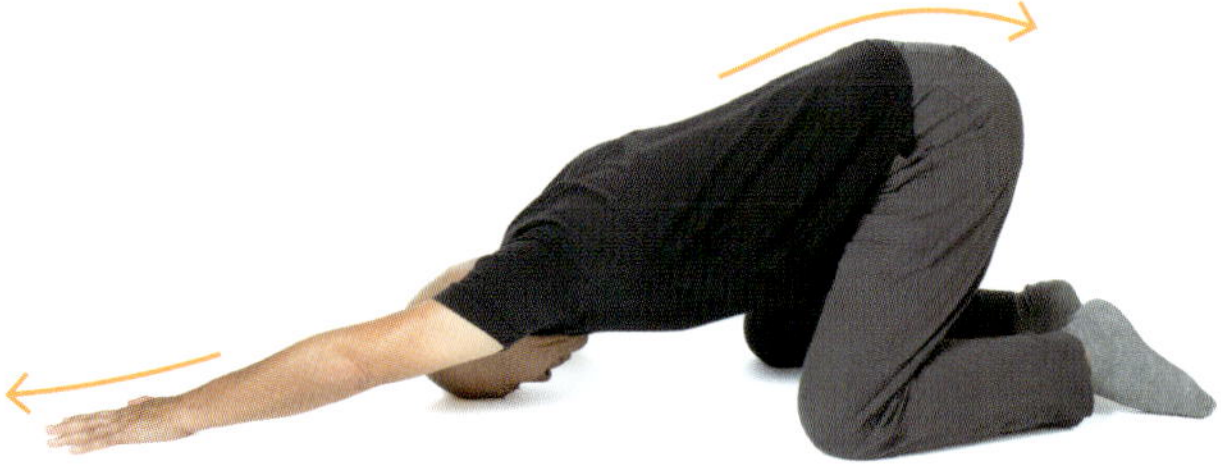

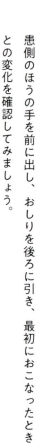

深いリラックスのポイント

●全身の力を抜き、腕や背中がいちばん楽に感じられる姿勢をとります。
●頭は首がもっとも楽に感じる位置に自然に置きます。
●目をつぶることにより、より深くリラックスできます。
●ゆっくりと深い呼吸を繰り返します。
●吐く息に合わせて、全身の力をより抜くように意識します。

第3章
部位（パーツ）別のVIM体操

VIM体操の基本

❶検査　左右それぞれ、順に同じ動作をします
❷診断　左右それぞれの痛みや違和感を探します
❸診断　健側と患側を決めます
❹治療　健側を動かし、深くリラックスします（×3回）
❺検証　患側の痛みや違和感の変化を確認します

以上の順番で5つの部位（パーツ）別の体操をしてみましょう。

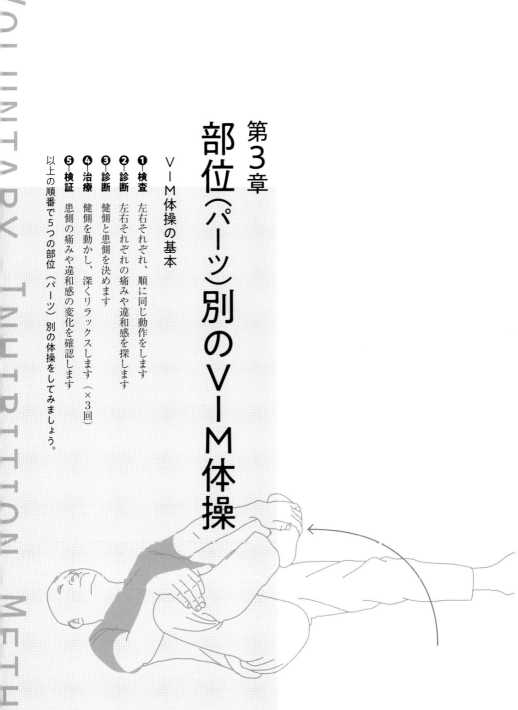

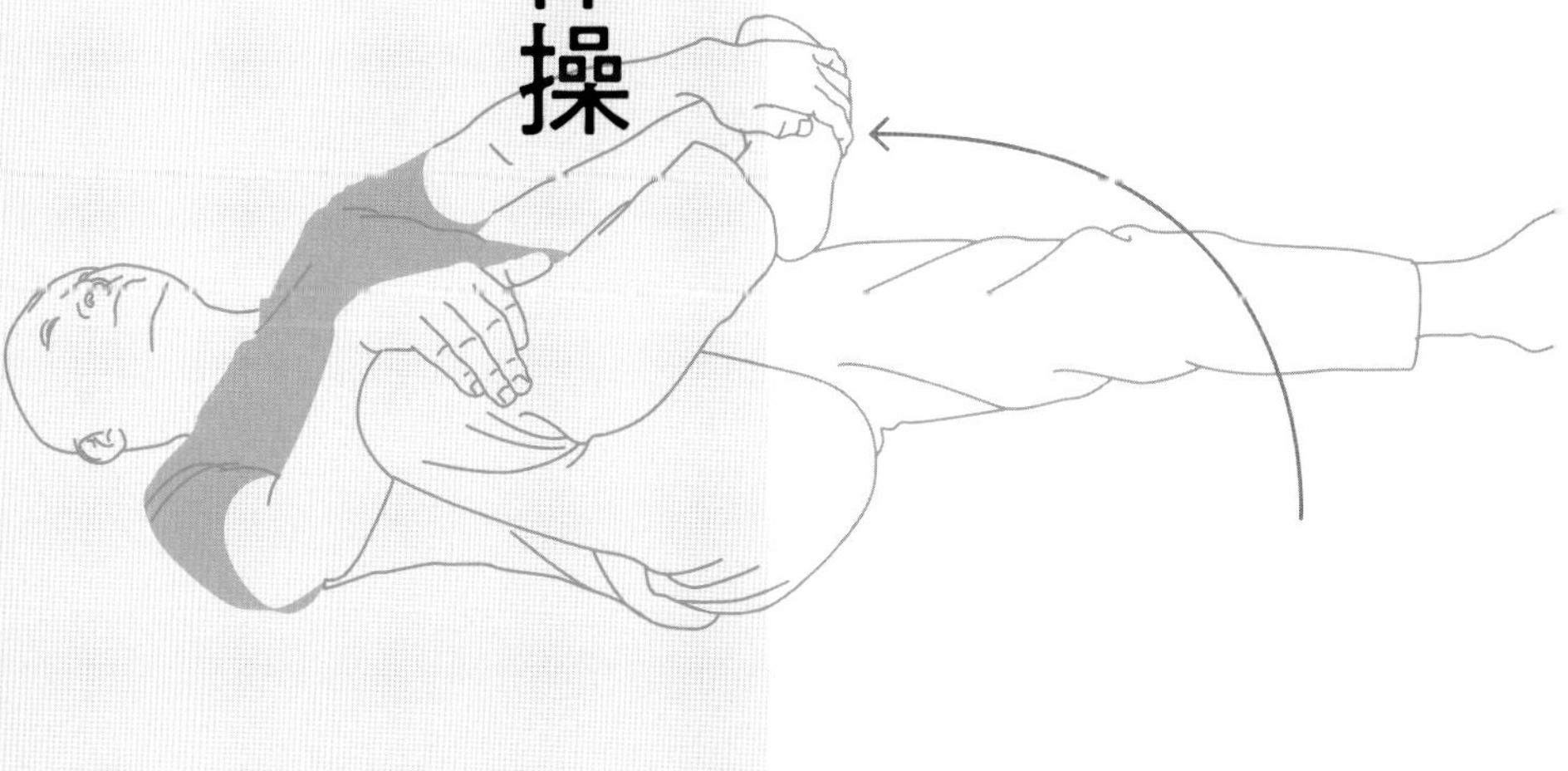

VOLUNTARY INHIBITION METHOD

肩

肩の痛みに関与する病気にはどんなものがあるでしょうか。

肩関節周囲炎（五十肩・四十肩）

50歳代を中心とした中年以降によく起こり、一般的に五十肩・四十肩、あるいは凍結肩と言われるものです。だいたい1年くらいをめどに痛みは引くことが多いものの、可動域に制限や動きづらさが残る場合もあります。ちょっとした動きで痛みが出ることから始まり、じっとしていても痛い、夜間に痛みで目が覚めるというように、徐々にひどくなります。

痛みのあるところを押さえると、痛みの場所がはっきりする場合もあり、病院で画像検査をしても特に異常は見つからないのが特徴です。日々、肩を使った作業での摩耗や運動不足などで、肩全体が固まり、急に動かした際に筋肉や腱、靭帯などの軟部組織が炎症を起こすことが原因と言われています。

痛みが続くときに無理やり動かすと、さらに炎症がひどくなり、痛みが止まらなくなることが多いものです。こういうときには、ＶＩＭ体操で動く方の肩を使い、改善することが必要です。

また、肩が痛いからといって肩のＶＩＭ体操だけをするのではなく、背中や腰部、太ももの裏側の柔軟性もつねに高めておくと、改善が早く進み、効果も持続しやすくなります。

腱板《けんばん》損傷・断裂

腱板《けんばん》というのは、肩の関節の周りを取り囲んでいる小さな４つの筋肉からなります。一般的にインナーマッスルと呼ばれるもので、肩の細かな動きを調節する役割を担っています。

腱板損傷は、正確にはＭＲＩや超音波検査で診断されますが、痛みの出方や腕の動かし方で推測できます。

中年以降の男性の右肩に出やすいと言われ、腱板が炎症を起こしたり、断裂してしまったりする事を腱板損傷・断裂といいますが、強い衝撃を受けるような明らかなケガで起こる場合が多いものです。また、日常生活動作の中で、腱板が骨に挟み込まれて損傷するということもあります（インピンジメント徴候といいます）。

症状としては肩が上がらないだけではなく、後ろに手が回らない、力が入らないという症状もあります。ひどくなると安静にしていても痛く、夜中に痛みで目が覚める夜間痛も出てきます。病院では服薬、注射、運動療法などが処方されますが、ひどくなると腱板修復術などがおこなわれます。

五十肩との違いは、肩関節の可動域制限や固くなる程度は小さく、自分で動かすときには制限があっても、他人に動かしてもらうときには比較的動かしやすいという特徴があります。

ＶＩＭ体操によって、痛い側を動かさずに痛くない側を動かすことで、炎症をひどくすることなく改善することができます。また、腱板の４つの筋肉のひとつひとつに丁寧にアプローチすることで、炎症と痛みを抑えることができます。そして肩だけではなく、首や背中、胸などの周囲のＶＩＭ体操を毎日おこなうようにすると、さらに効果は上がります。

肩のVIM体操1

腕の抱え込み体ねじり

❶検査　左右それぞれ、順に同じ動作をします

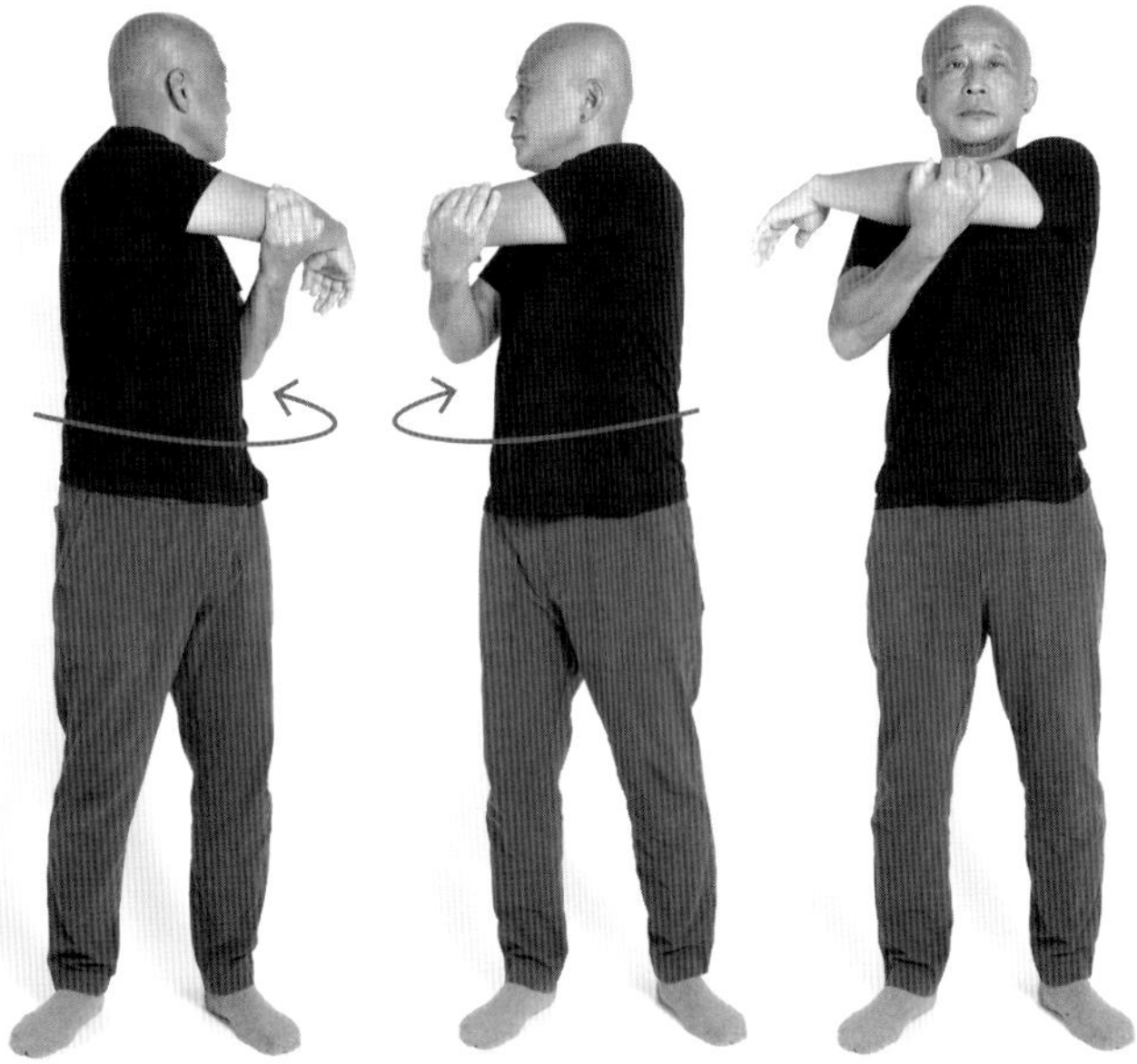

①足を肩幅に開いて立ち、左ひじを右手で抱え、左腕は地面に水平から少し下げた状態にします。

②左ひじを右手で抱えたまま、体を右にねじります。

③反対側も同様におこないます。

※右ひじを左手で抱えたまま、体を左にねじります

❷診断　左右それぞれの痛みや違和感を探します

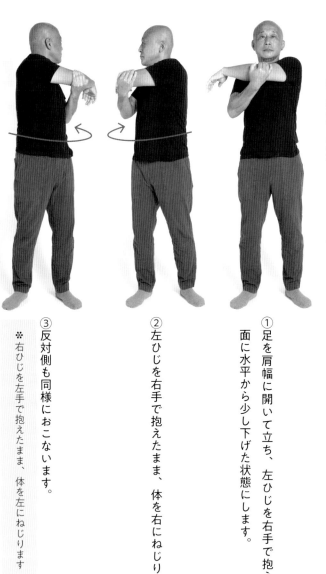

★モデルは、右の肩の外に８、内側に４の痛みを感じ、反対側をしたときに、左の肩に２の痛みを感じました。

❸診断　健側と患側を決めます

★モデルは、右の肩を回したときにより強い痛みを感じたので、右を患側、左を健側としました。

健側を左とした場合

❹治療　健側を動かし、深くリラックスします（×３回）

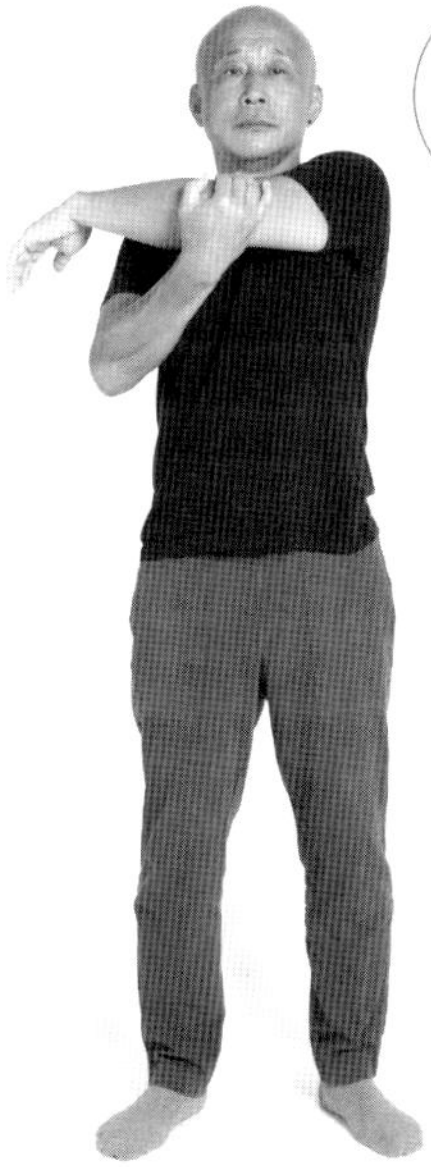

①左ひじを右手で抱え、左腕は地面に水平または少し下げた状態にします。

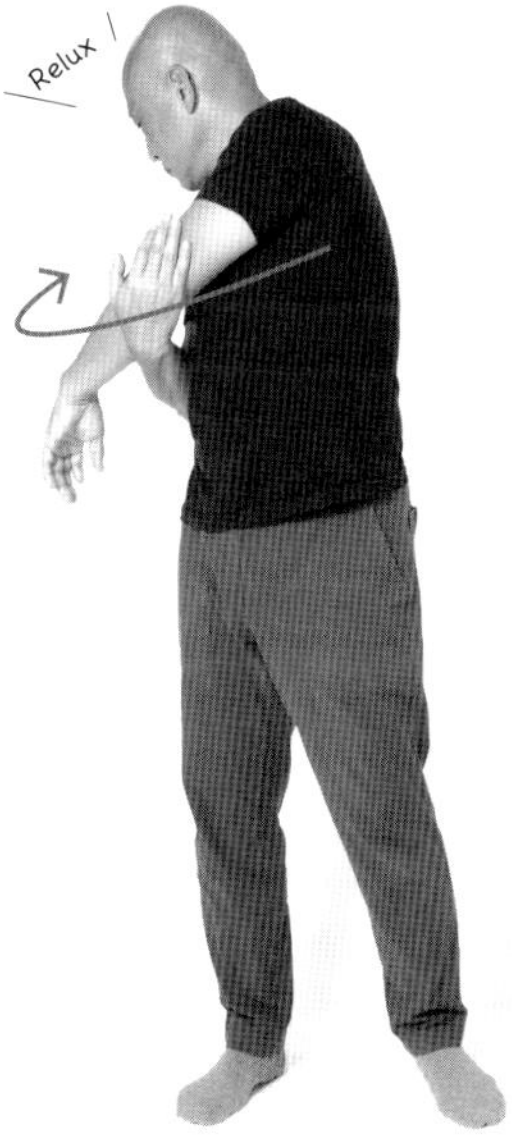

②左ひじを右手で抱えたまま、体を右にねじり、10秒間キープしながら、深いリラックスをします。

もとの姿勢に戻り、10秒の休憩をはさみ、２回目・３回目も同様におこないます。

❺—検証　患側の痛みや違和感の変化を確認します

★モデルは、患側の右肩の痛みが、外側が８から２へ、内側が４から０に変化しました。

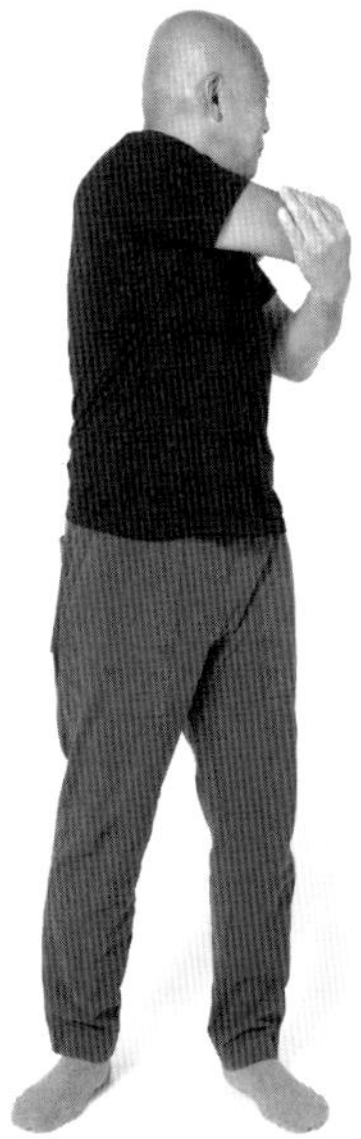

深いリラックスのポイント

◉腰や股関節、ひざは無理にねじらず、体のねじれに合わせて自然に動いていく意識でおこないます。重心はねじる側の足（右にねじるときは右足）に置きます。

◉頭は首がもっとも楽に感じる位置に自然に置きます。

◉目を閉じてリラックスします。

◉呼吸は、ゆっくりと自然におこない、吐く息に合わせて体の力を抜いていきます。

❶検査　**左右それぞれ、順に同じ動作をします**

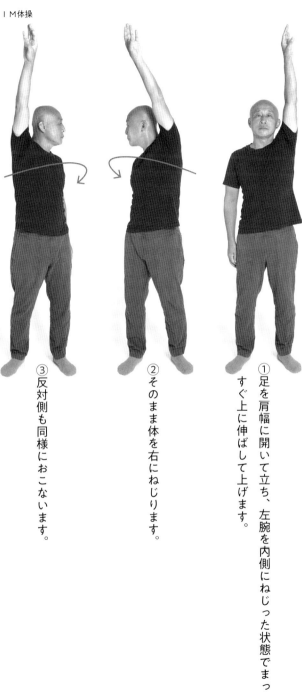

①足を肩幅に開いて立ち、左腕を内側にねじった状態でまっすぐ上に伸ばして上げます。

②そのまま体を右にねじります。

③反対側も同様におこないます。

❷診断　**左右それぞれの痛みや違和感を探します**

★モデルは、右腕を上げて体を左にひねったときに、腰にかなりひどい９の痛みと、首に４～５程度の痛みを感じました。左腕を上げたときには、肩の上の方に２～３程度の違和感が生じました。

❸ 診断　健側と患側を決めます

★モデルは、右腕を上げてひねったときの方が痛みがひどかったので、右側を患側、左側を健側としました。

❹ 治療　健側を動かし、深くリラックスします（×3回）

健側を左とした場合

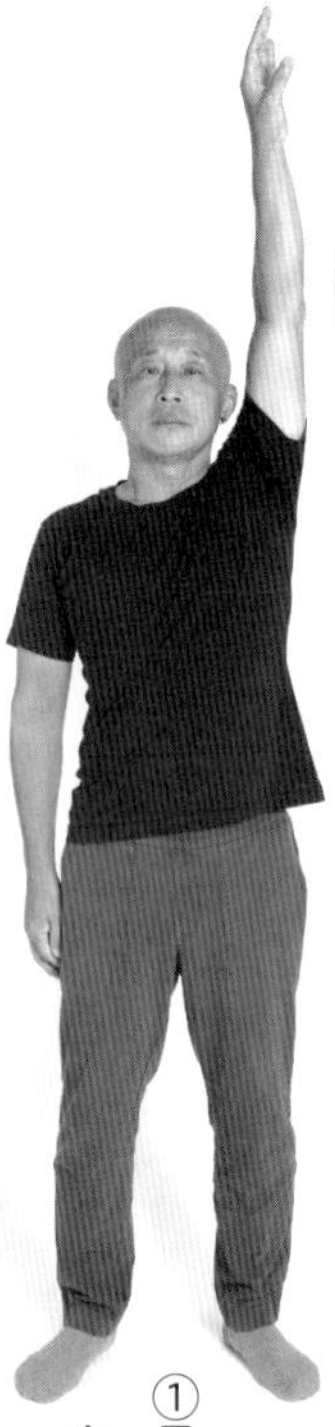

①足を肩幅に開いて立ち、左腕を内側にねじった状態でまっすぐ上に伸ばして上げます。

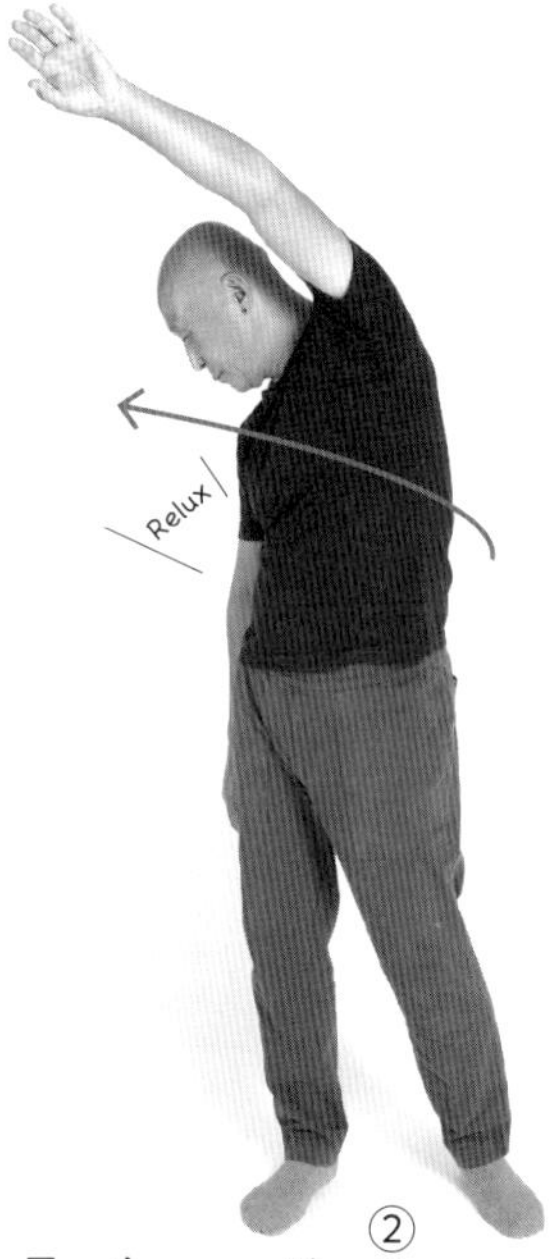

②そのまま体を右にねじり、10秒間キープしながら、深くリラックスします。

もとの姿勢に戻り、10秒の休憩をはさみ、2回目・3回目も同様におこないます。

❺検証　患側の痛みや違和感の変化を確認します

★モデルは、右腕を上げてひねったときの痛みは、腰が３、首は１に減りました。

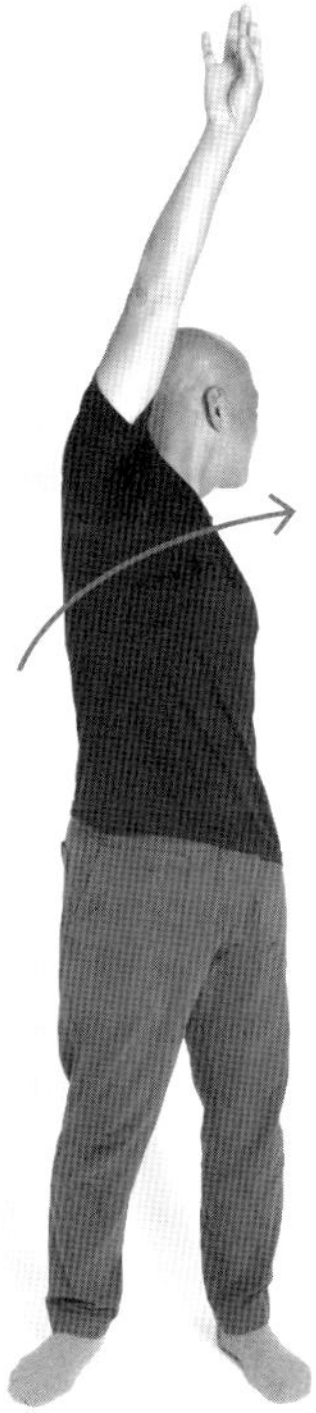

深いリラックスのポイント

◉股関節やひざは無理にねじらずに体のねじりと合わせて自然に動いていくように意識しましょう。

◉ねじる側の足に重心を乗せ、肩の力を抜いていきます。

◉頭は首がもっとも楽に感じる位置に自然に置きます。

◉目をつぶることでより深くリラックスします。

◉ゆっくりとした自然な呼吸を心がけ、吐く息に合わせて体の力を抜いていきます。

肩のVIM体操3 ……ひじ引き体ねじり

❶検査　左右それぞれ、順に同じ動作をします

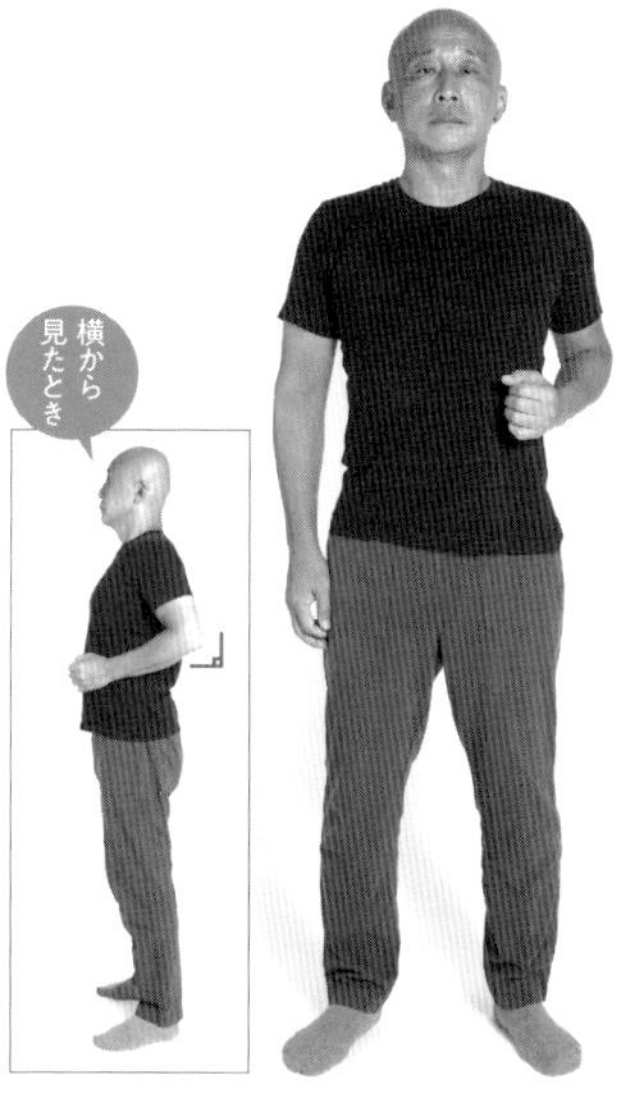

①足を肩幅に開いて立ち、腕を下ろした状態で左ひじを90度曲げます。

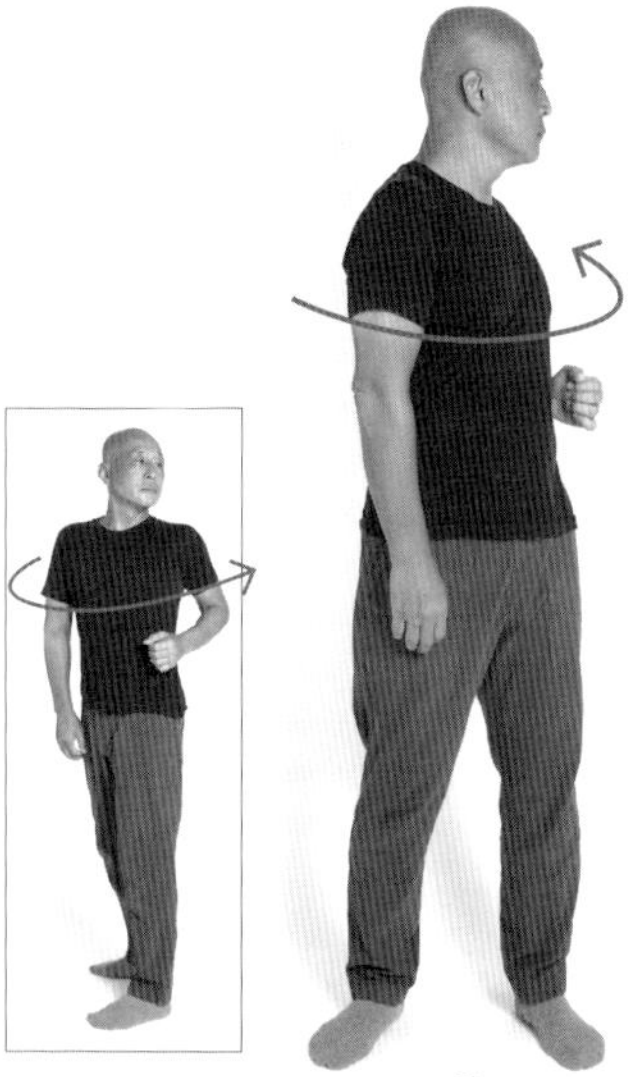

②左ひじをうしろに引きながら、体を左にねじっていきます。

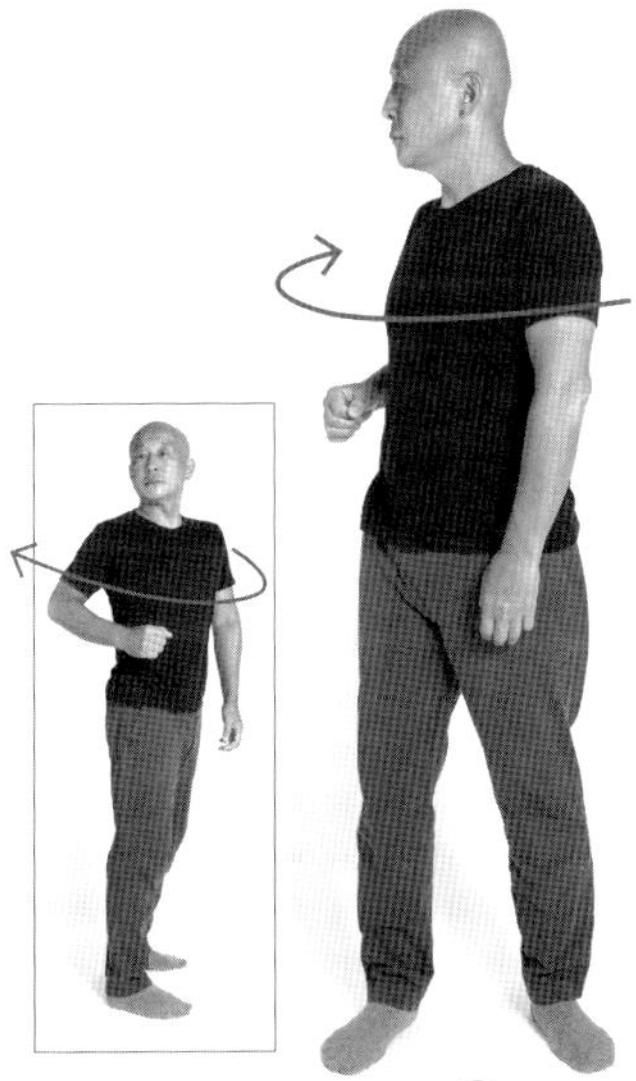

③反対側も同様におこないます。

❷診断　左右それぞれの痛みや違和感を探します

❸診断　健側と患側を決めます

★モデルは、右ひじを引いたとき、肩甲骨の上や肩甲骨の間に５～６の痛みと、右のふくらはぎとひざに３程度の痛みを感じました。左ひじを引いたときにも肩甲骨の間に３程度の痛みを感じました。

❹治療　健側を動かし、深くリラックスします（×3回）

健側を左とした場合

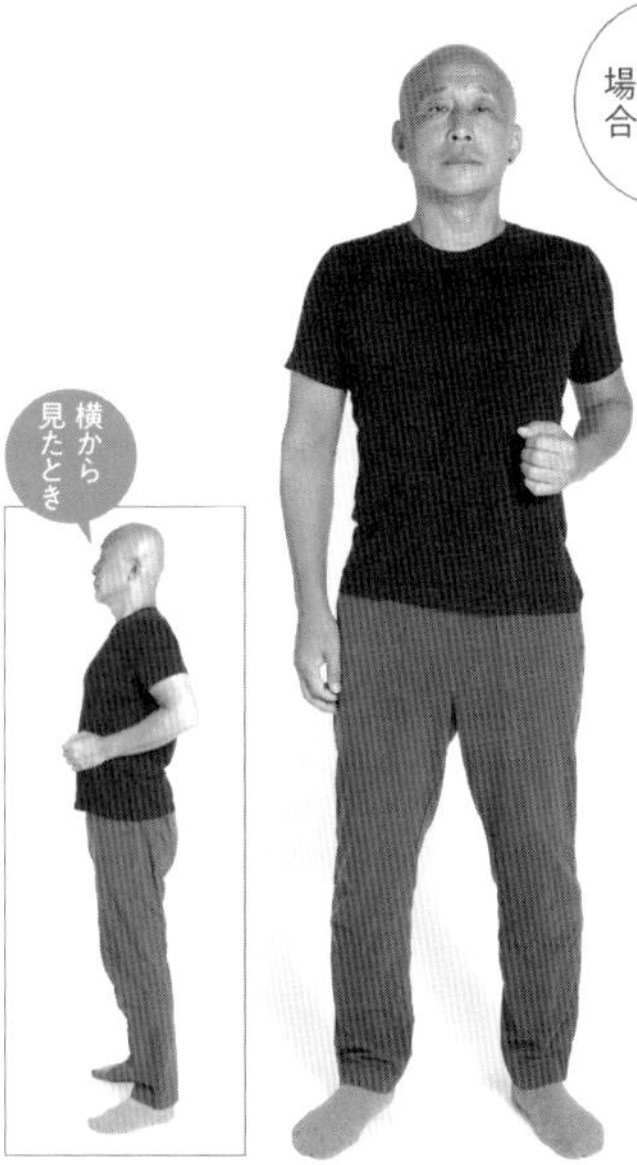

①足を肩幅に開いて立ち、腕を下ろした状態で左ひじを90度曲げます。

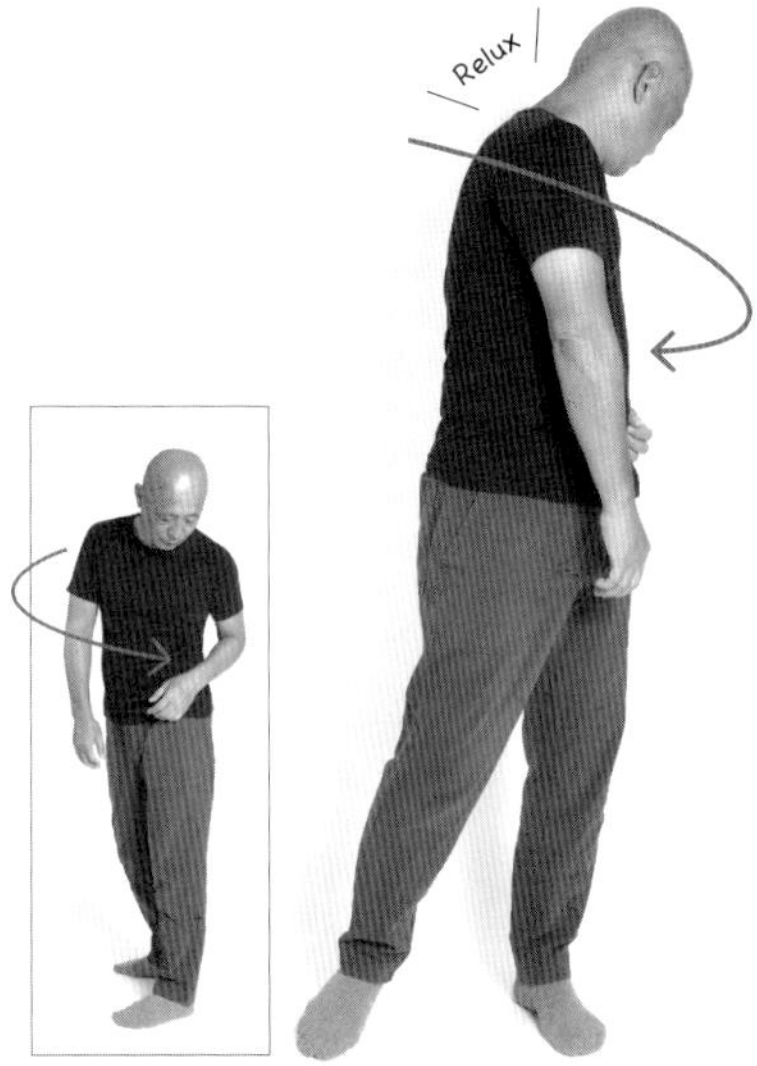

②左ひじをうしろに引きながら、体を左にねじり、10秒間キープし、深いリラックスをします。

もとの姿勢にもどり、10秒の休憩をはさみ、2回目・3回目も同様におこないます。

❺検証　患側の痛みや違和感の変化を確認します

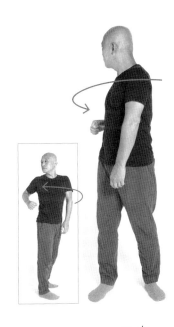

★モデルは、右ひじを引いたときの肩甲骨周辺の痛みは０になっていました。また左ひじを引いたときにも痛みは０に変化していました。

深いリラックスのポイント

◉ひじを引くとき、背中や肩に違和感が出ない程度の強さで引いていきます。

◉体をねじるとき、股関節やひざは無理にねじらず、体のねじれに合わせて自然に動いていくように意識しましょう。

◉重心は引く側の足に乗せ、肩や腕の力は抜きます。

◉頭は首がもっとも楽に感じる位置に自然に置きます。

◉目をつぶることでより深くリラックスします。

◉ゆっくりとした自然な呼吸を心がけ、吐く息に合わせて体の力を抜いていきます。

肩のVIM体操4

腕ひろげ体ねじり

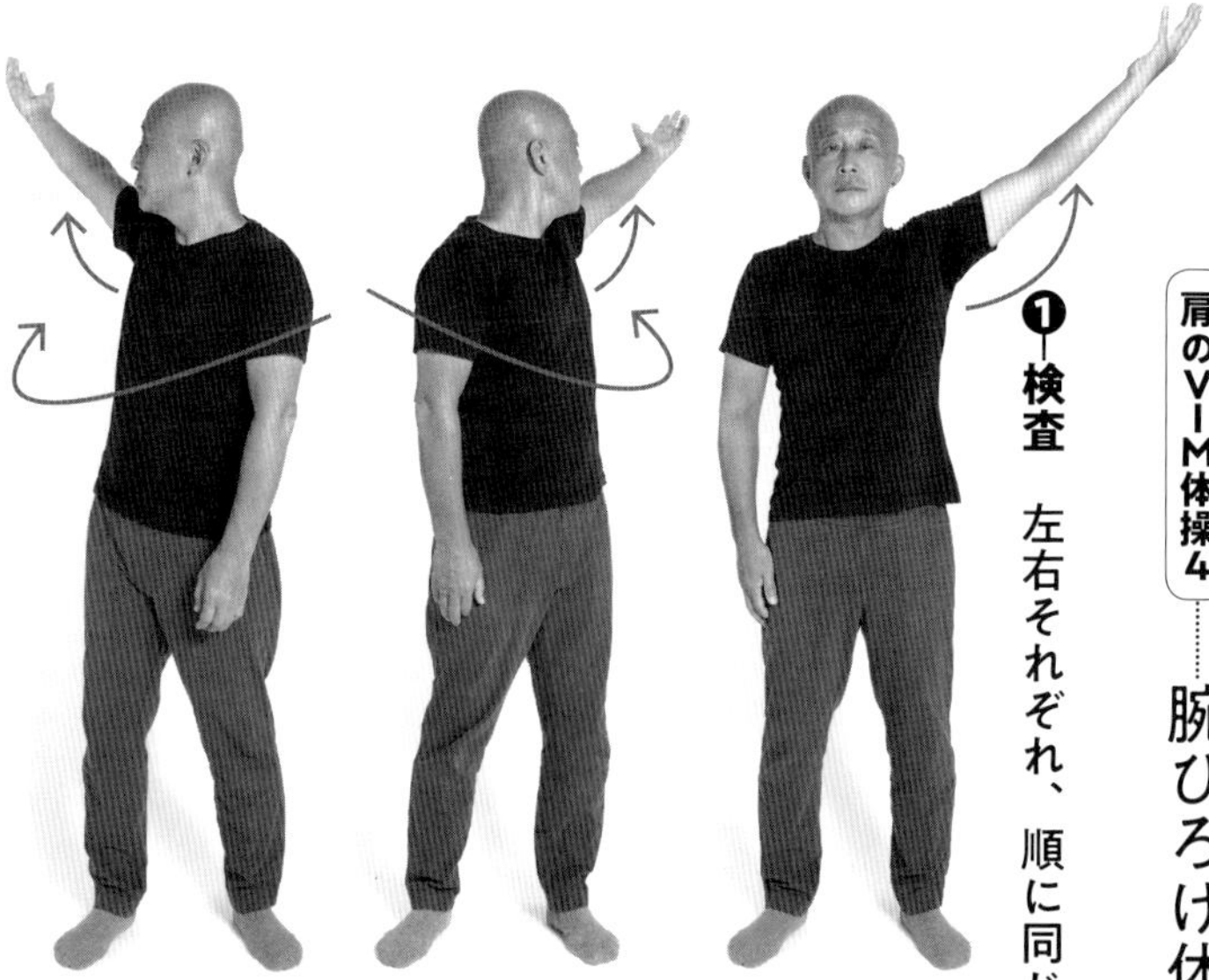

❶検査　左右それぞれ、順に同じ動作をします

①手のひらを上にし、左腕を伸ばした状態で、斜め上に向かって肩よりも高く上げます。

②体を左にねじりながら、上げた左腕を外側にひきます。

③反対側も同様におこないます。

❷診断　左右それぞれの痛みや違和感を探します

★モデルは、右腕を伸ばし右側に体をひねったときに、腰に5の痛み、臀部とふくらはぎにそれぞれ2の違和感を持ちました。

❸ 診断　健側と患側を決めます

★モデルは、右腕を回した場合に違和感が大きかったので、右腕を患側、左側を健側とします。

❹ 治療　健側を動かし、深くリラックスします（×３回）

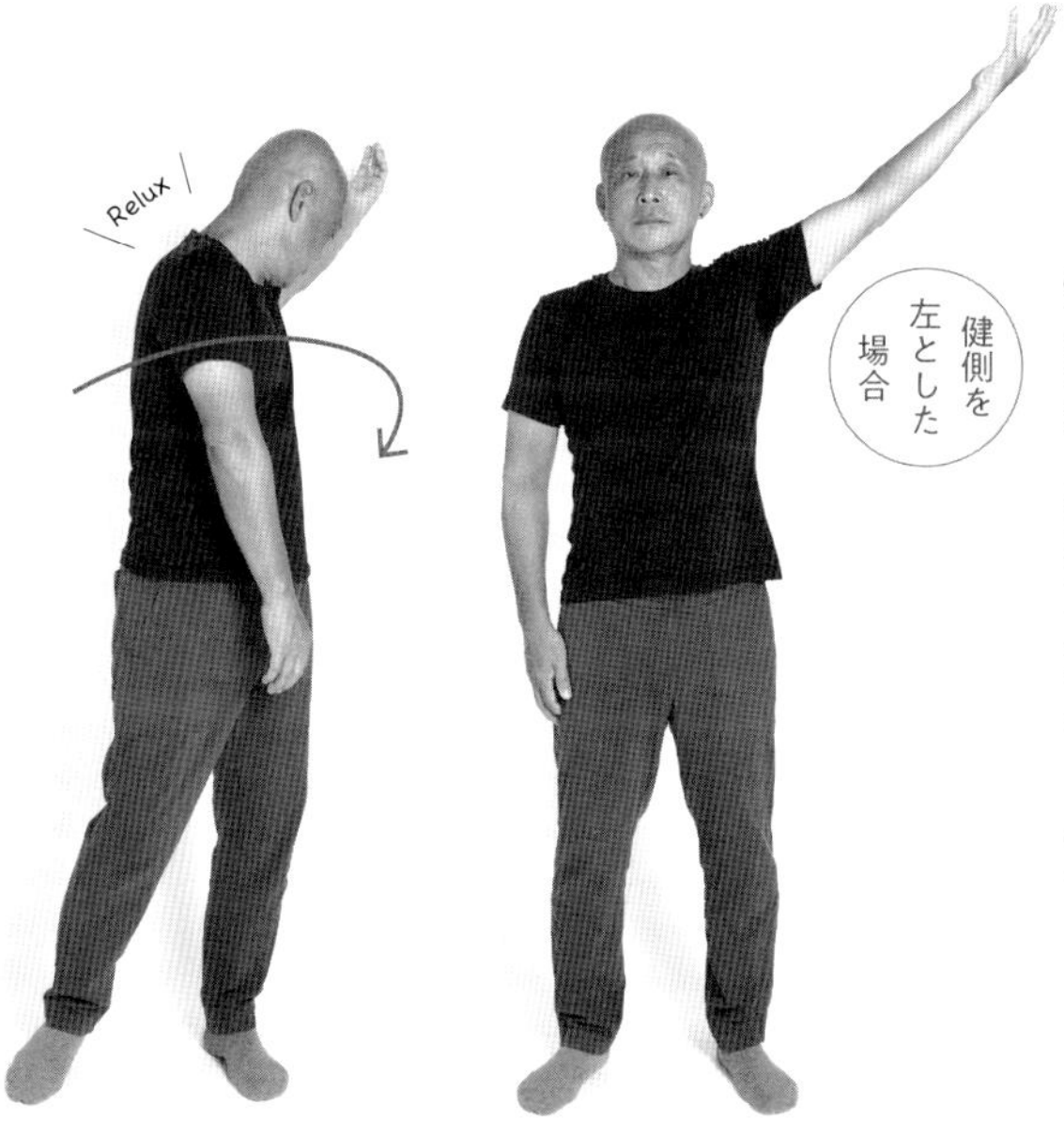

①手のひらを上にし、左腕を伸ばした状態で、斜め上に向かって肩よりも高く上げます。

②体を左にねじりながら、上げた左腕を外側にひいたまま10秒間キープし、深いリラックスをします。

もとの姿勢に戻り、10秒の休憩をはさみ、２回目・３回目も同様におこないます。

❺検証　患側の痛みや違和感の変化を確認します

★モデルは、腰の痛みが2に、臀部とふくらはぎの痛みは0になりました。

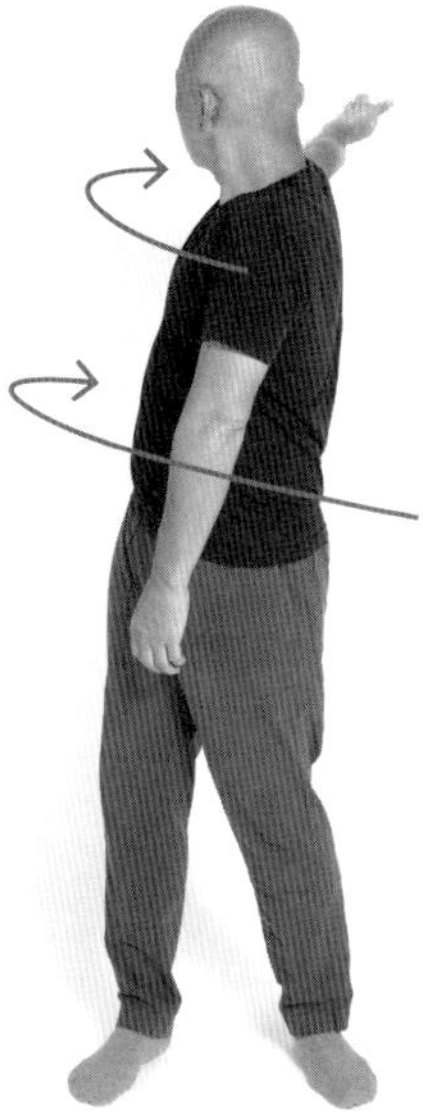

深いリラックスのポイント

●腕を引く際、背中や腕に違和感が出ない程度の強さで後ろに引いていきます。また、腕を外にねじっていく際も違和感が出ない程度の強さでおこないましょう。
●体をねじっていく際に股関節やひざは無理にねじらず、体がねじれるのに合わせて自然に動かしていく意識をしましょう。
●ねじる側の足に重心を置き、肩の力は抜きます。
●頭は首がもっとも楽に感じる位置に自然に置きます。
●目をつぶることでより深くリラックスします。
●ゆっくりとした自然な呼吸を心がけ、吐く息に合わせて体の力を抜いていきます。

腰

腰痛が引き起こされる主な病気の種類をあげます。

腰椎椎間板《ようついついかんばん》ヘルニア

20代から40代の比較的若い男性に多いとされています。腰の痛みや動きの制限が出て、おしりや太ももの後ろ、足先まで坐骨神経痛のような痛みが広がることがあります。またしびれがひどくなり、力が入らないなどの症状も出てきます。

病院ではＭＲＩなどの画像をもとに説明されることがあります。それを見るとはっきりわかりますが、腰の骨と骨の間にありクッションの役割を果たしている椎間板《ついかんばん》の組織の一部が飛び出して、神経を圧迫しています。重いものを持ち上げたときや、スポーツをしている最中に起こりやすいです。また咳やくしゃみ、排便時のいきみなどで症状がひどくなる場合もあります。

一度飛び出してしまった椎間板の組織は、２、３か月で自然に元に戻ることもありますが、ほうっておくと炎症がひどくなり、間欠跛行《かんけつはこう》といって、歩くのが困難になる場合もあります（正確には、歩いていると痛みやしびれが生じ、しばらく休むと再び歩けるようになる症状のこと）。早い段階でＶＩＭ体操をすることで、腰椎《ようつい》や臀部《でんぶ》の筋肉のバランスをとって、つねに腰に負担がかからない状態にしておくことが必要です。

前屈のときに痛みがひどくなる特徴があるので、常日頃からチェックするようにするといいでしょう。

腰《よう》部《ぶ》脊《せき》柱《ちゅう》管《かん》狭《きょう》窄《さく》症《しょう》

さまざまな原因により、腰を通る脊柱管《せきちゅうかん》や椎間孔《ついかんこう》という神経の通り道が狭くなり、神経が圧迫されて痛みが出てきます。中高年者に多く、少しずつ進行するという特徴があります。おしりから足にかけてのしびれ感や痛み、脱力が見られます。間欠跛行《かんけつはこう》も大きな特徴のひとつです。またしゃがみこんだり、前かがみになることで症状が和らぐ点が、腰椎椎間板ヘルニアと異なるところです。症状の初期の段階で、ＶＩＭ体操を続けておこない、姿勢全体を変化させることで腰部にかかる負担を軽減させることが必要です。

腰《よう》椎《つい》分《ぶん》離《り》症《しょう》・分離すべり症

スポーツ活動をする10代の男性に多く見られる症状です。原因としては、強い衝撃での骨折や、腰に繰り返しかかる負担によって起こる疲労骨折などです。

分離症は腰椎が骨の位置を保ちながら分離しているもの、分離すべり症は位置を保てず、腰椎が前方にすべってしまう状態のものという違いがあります。

他の症状と同じように、下半身の痛みやしびれ、間欠跛行《かんけつはこう》の症状が出ます。腰を後ろに反らすことで痛みやしびれが増すことも特徴です。初期の症状が出た段階でＶＩＭ体操をおこなうことで、腰椎にかかる負担を減らすことが必要です。それによって症状の改善が早くおこなえることになります。

腰のＶＩＭ体操１

腰ねじり

❶検査　左右それぞれ、順に同じ動作をします

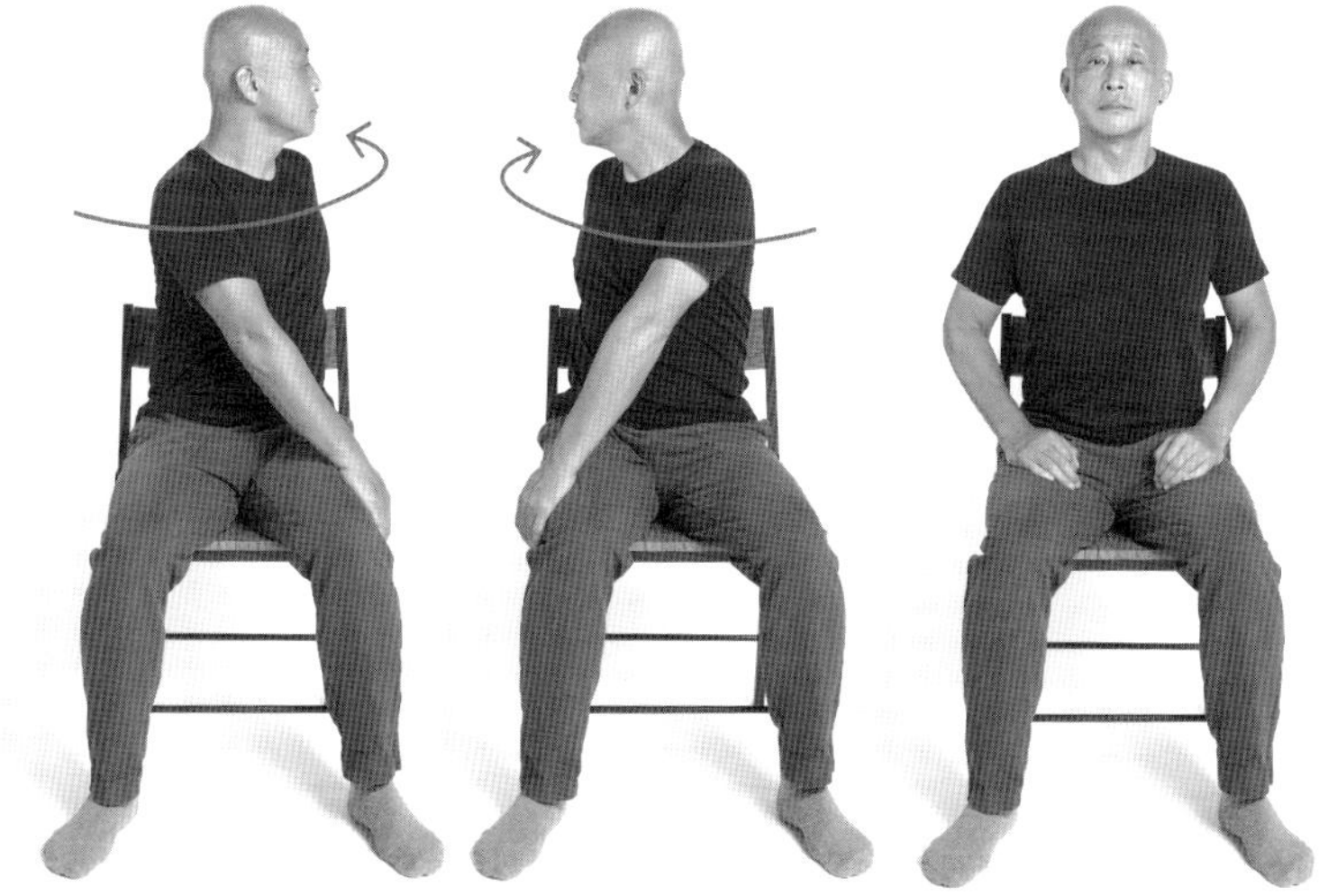

①足を肩幅より少し開いた状態で椅子に座ります。

②足の位置を変えずに、上半身だけ右側にねじります。

③反対側も同様におこないます。

❷ 診断　左右それぞれの痛みや違和感を探します

★モデルは、左側にねじったときに、腰に7の痛みと背中に5程度の痛みを感じました。また、左側は全体的にねじりにくさを感じたものの右には特に異常を感じませんでした。

❸ 診断　健側と患側を決めます

★モデルは、左に痛みをより感じたので左側を患側、右側を健側とします。

❹ 治療　健側を動かし、深くリラックスします（×3回）

健側を右とした場合

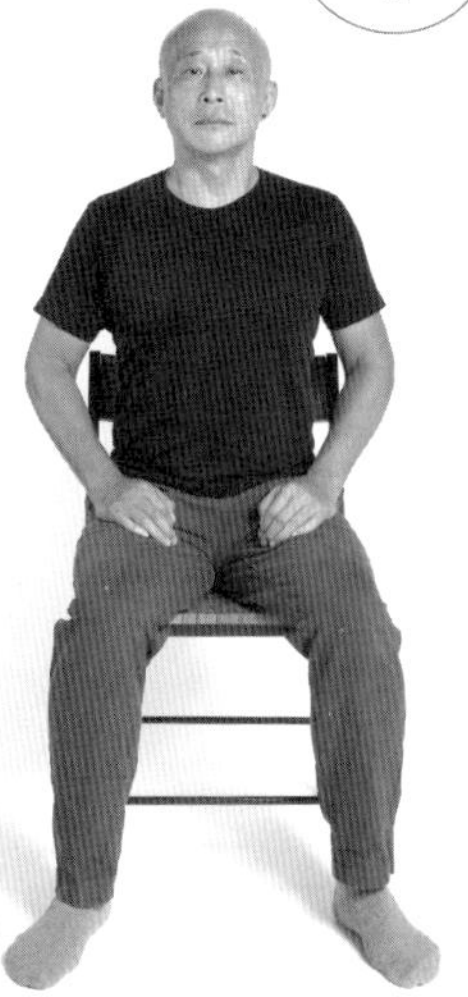

①足を肩幅より少し開いた状態で椅子に座ります。

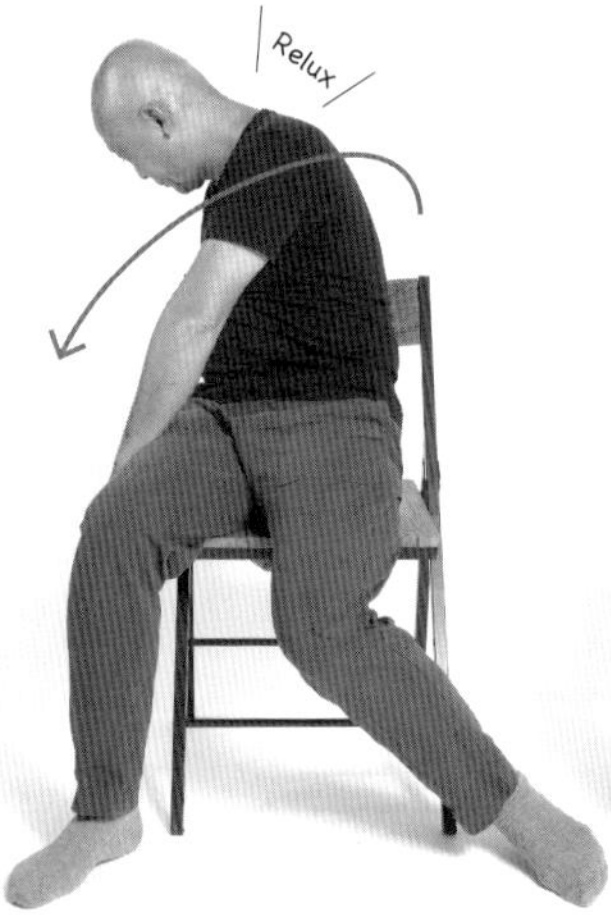

②足の位置を変えずに、上半身だけ右側にねじったまま10秒間キープし、深くリラックスします。もとの姿勢に戻り、10秒の休憩をはさみ、2回目・3回目も同様におこないます。

❺検証　患側の痛みや違和感の変化を確認します

★モデルは、左にねじったときに、腰は痛みが3、背中は2程度になりました。

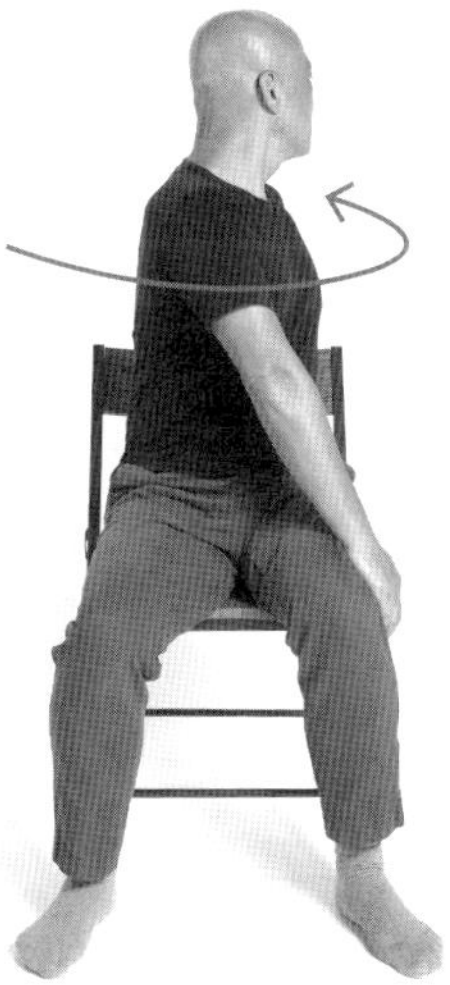

健側・患側を決めるポイント

○**健側**
◉ねじることができる角度が大きい方
◉痛みの弱い方
◉違和感の少ない方

○**患側**
◉ねじることができる角度が小さい方
◉痛みの強い方
◉違和感の多い方

効果を高めるポイント

◉体をねじっていく際は、痛みや違和感が出るところまで深くねじらずに、自然にねじれる程度でねじっていきます。

◉上半身は力まないように力を抜きます。

◉頭は首がもっとも楽に感じる位置に自然に置きます。

◉目をつぶることでより深くリラックスします。

◉ゆっくりとした自然な呼吸を心がけ、吐く息に合わせて体の力を抜いていきます。

腰のVIM体操2
足組み腰ねじり

❶検査　左右それぞれ、順に同じ動作をします

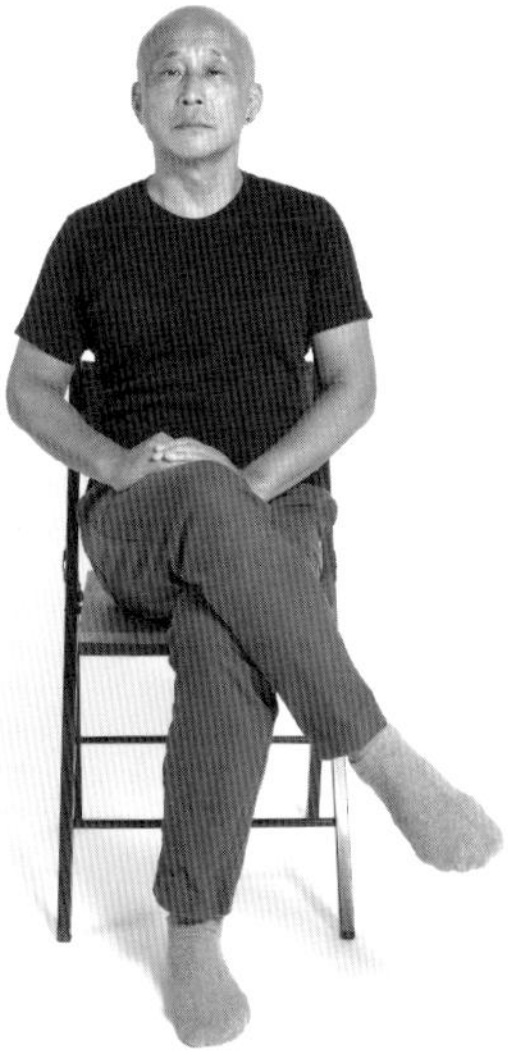

①右足を上にして足を組みます。
自然に足を組める位置を基本とします。

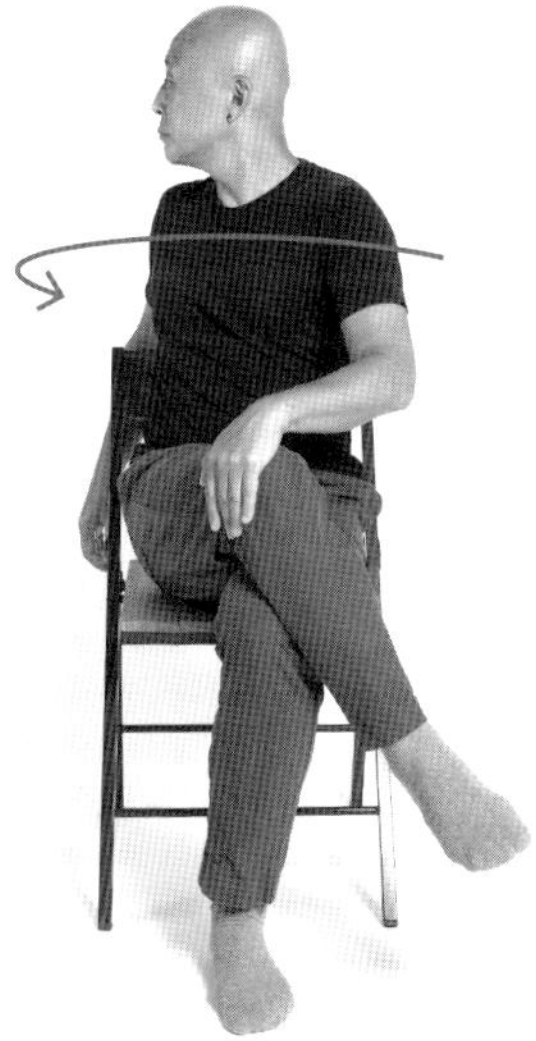

②足の位置を変えずに、上半身だけ右側にねじります。左手を右ひざに添えておくとねじりやすくなります。

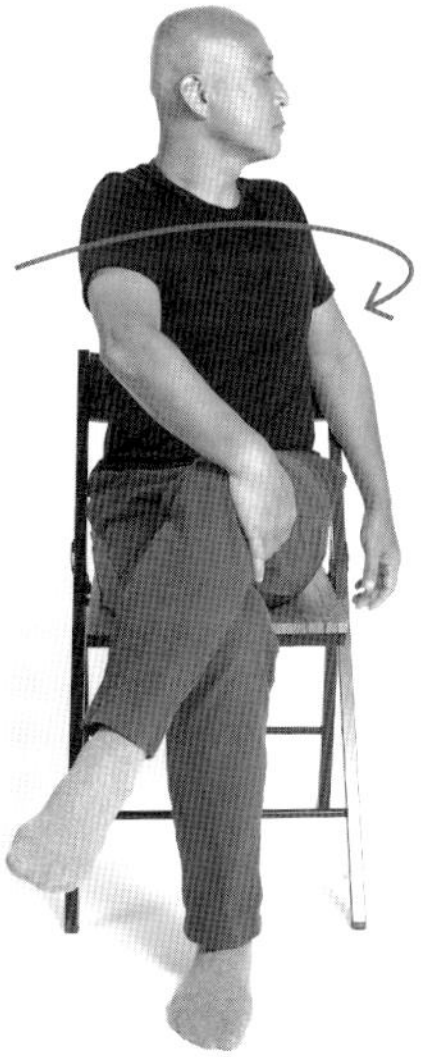

③反対側も同様におこないます。

❷診断　左右それぞれの痛みや違和感を探します

★モデルは、左側にねじったときに、腰に８の痛みと背中に６程度の痛みを感じました。また、右側にも腰に３、背中に４の痛みを感じました。

❸診断　健側と患側を決めます

★モデルは、両方に痛みをはっきり感じました。どちらの痛みがより強いかを確かめたところ、左側にねじった場合が、より強く痛みを感じたので、左を患側とし、右側を健側とします。

健側を右とした場合

❹治療　健側を動かし、深くリラックスします（×3回）

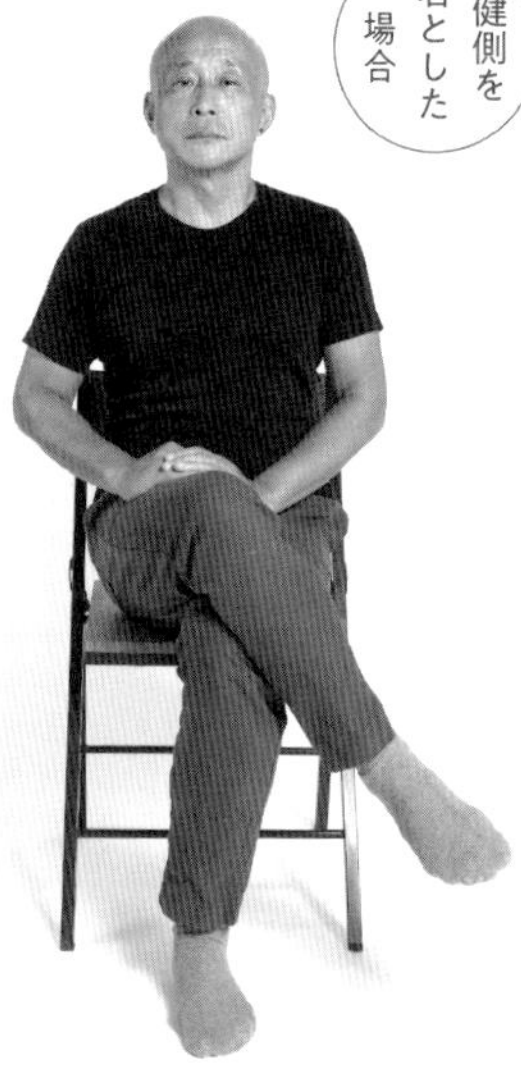

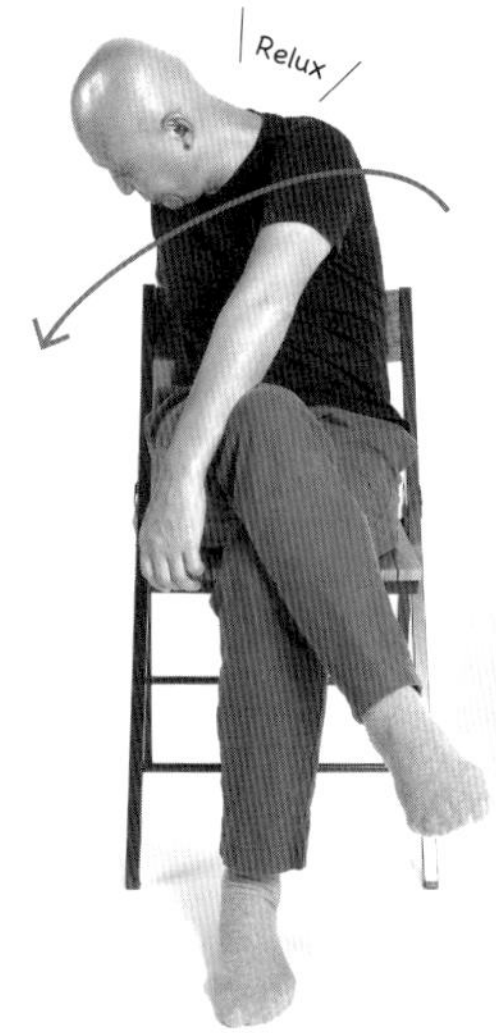

①右足を上にして足を組みます。

②足の位置を変えずに、上半身だけ右側にねじったまま10秒間キープし、深くリラックスします。

もとの姿勢に戻り、10秒の休憩をはさみ、2回目・3回目も同様におこないます。

❺検証　患側の痛みや違和感の変化を確認します

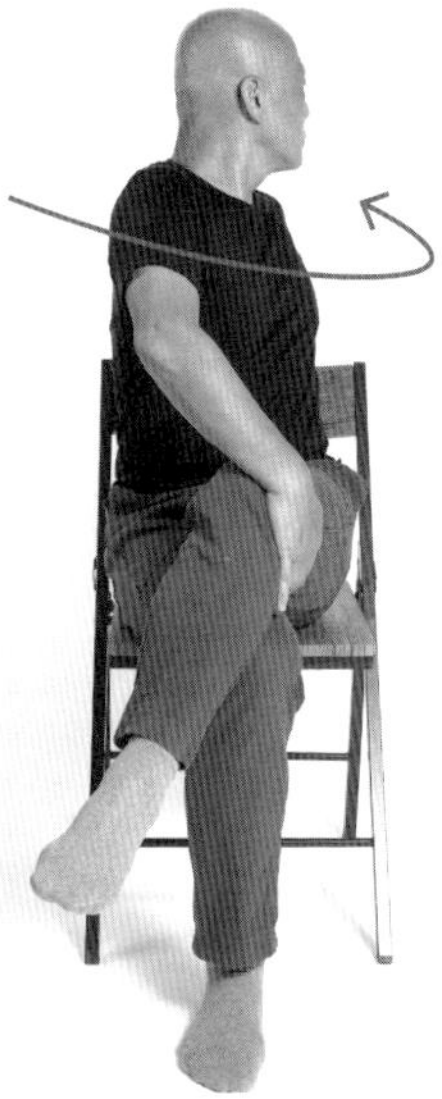

★モデルは、左にねじったときに、腰の痛みは1に、背中の痛みは0になりました。

ちがいが出るポイント

この体操は、次のことで効果が出る箇所が大きく違ってきます。

◉足の組み方……足を深く組むと、おしりのねじれが大きくなり、おしりや腰、背中の感覚がよりわかりやすくなります。

◉首を同時にねじる……体をねじると同時に、首もねじりますが、その角度で背中や首の感覚が大きく違ってきます。

効果を高めるポイント

◉体をねじっていく際は、腰を丸くしないよう注意し、痛みや違和感が出ない程度にねじっていきます。

◉上半身は力まないように力を抜きます。

◉頭は体のねじりに合わせて自然に横に向けます。

◉目をつぶることでより深くリラックスします。

◉ゆっくりとした自然な呼吸を心がけ、吐く息に合わせて体の力を抜いていきます。

腰のVIM体操3　足交差前かがみ

❶検査　左右それぞれ、順に同じ動作をします

①立った状態で、右足を前にして足を交差させます。

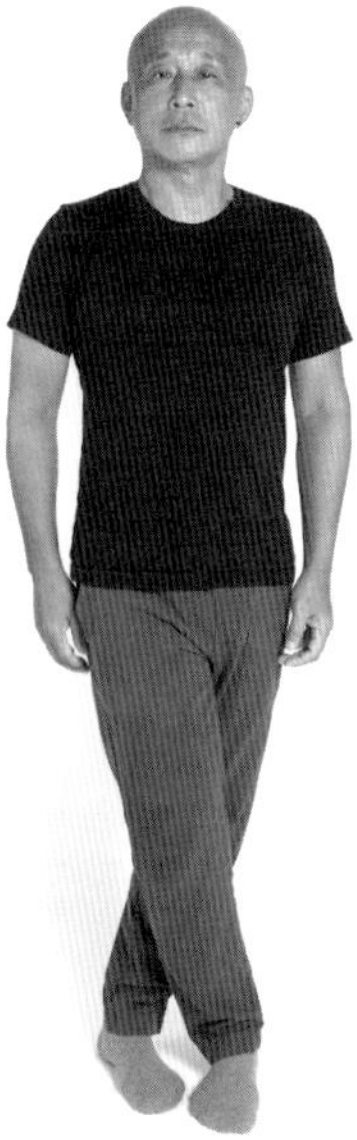

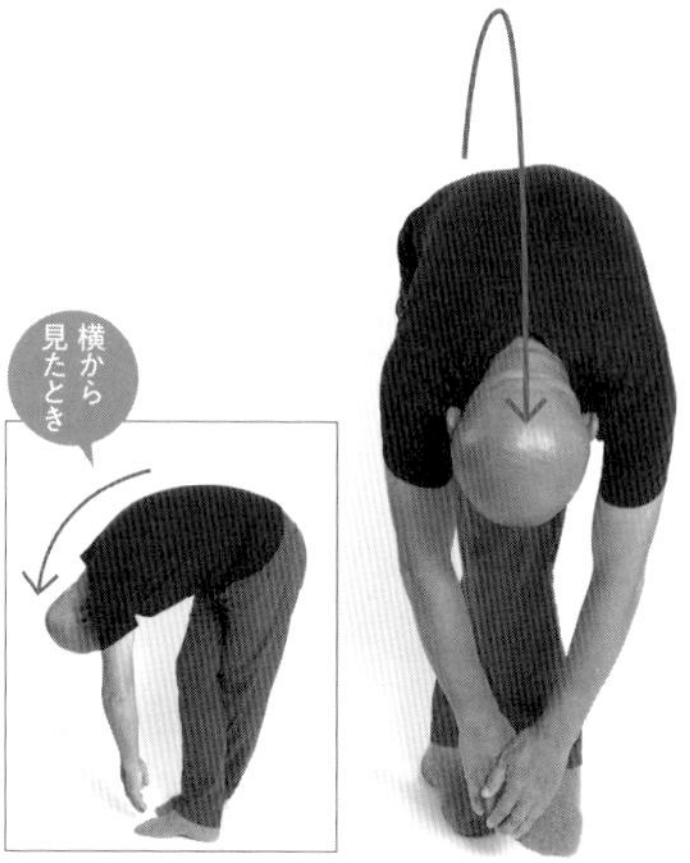

②そのまま、手を足先に近づけるように前かがみになります。

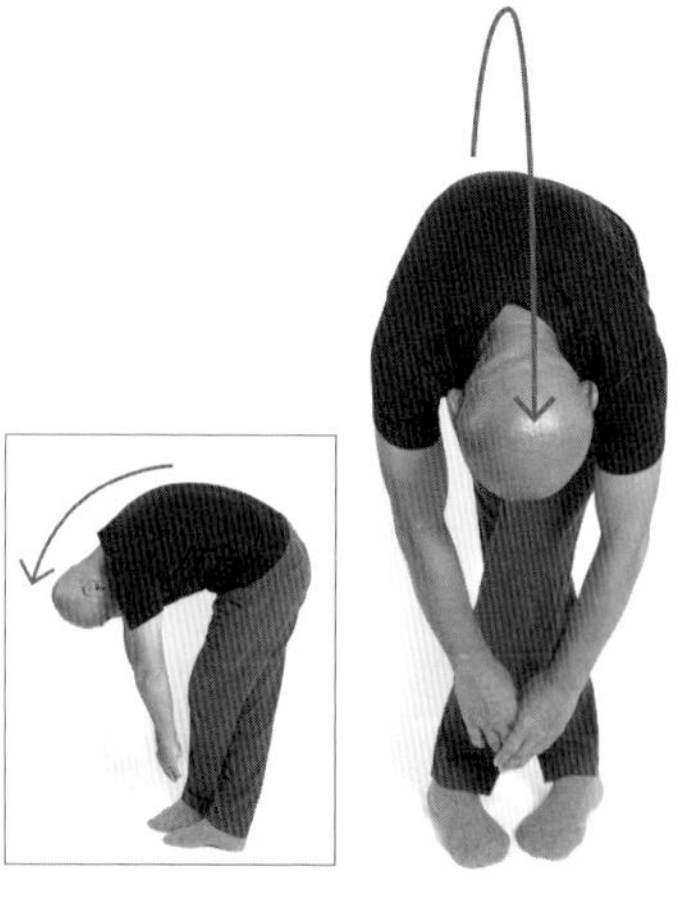

③反対側も同様におこないます。

❷診断　左右それぞれの痛みや違和感を探します

★モデルは、左足を前にして前かがみになったとき、右足のひざの裏に強い緊張感とともに、10の我慢できない強い痛みを感じました。同時に、右の腰に7程度の強い痛みも感じました。右足を前にしたときには、ひざ裏と腰に2程度の違和感を持つ程度でした。

❸診断　健側と患側を決めます

★モデルは、左足を前にしたときに強い痛みを感じたので、左足前が患側、右足前を健側とします。

❹治療　健側を動かし、深くリラックスします（×３回）

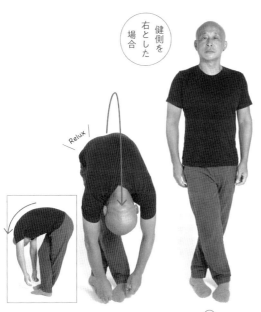

①立った状態で、右足を前にして足を交差させます。

②手を足先に近づけるように前かがみになったまま10秒間キープし、深くリラックスします。

もとの姿勢に戻り、10秒の休憩をはさみ、２回目・３回目も同様におこないます。

❺—検証　患側の痛みや違和感の変化を確認します

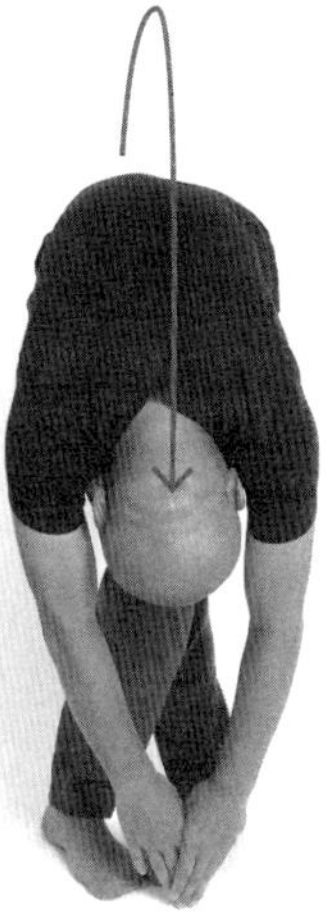

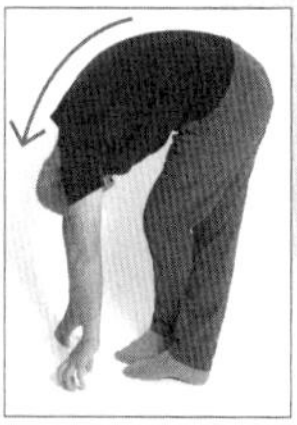

★モデルは、左足を前にしたとき、右ひざ裏の痛みは3、右腰の痛みは2に減っていました。また反対側を確かめたときには、痛みは0に減っていました。右ひざ裏や右腰に少し残る痛みは、次のV－M体操を続けてすることで、解消するものと思われます。

効果を高めるポイント

◉力を入れて無理に前かがみにならず、腰や背中の力を抜いて自然に曲がるところまで曲げていきます。体をねじっていく際は、痛みや違和感が出ない範囲でおこないます。

◉頭は首の力を抜いた際に自然に向く方へ向けます。

◉目をつぶることでより深くリラックスします。

◉ゆっくりとした自然な呼吸を心がけ、吐く息に合わせて体の力を抜いていきます。

健側・患側を決めるポイント

○**健側**
●かがむことができる角度が大きい方
●痛みの弱い方
●違和感の少ない方

○**患側**
●かがむことができる角度が小さい方
●痛みの強い方
●違和感の多い方

腰のＶＩＭ体操４　前かがみ腰ゆらし

体操の方法は３とほぼ同じですが、❹―治療の健側の動作をおこなうときにおしりを左右に揺らすことで、大きく結果が違ってきます。※この体操に慣れてきた方向けです。

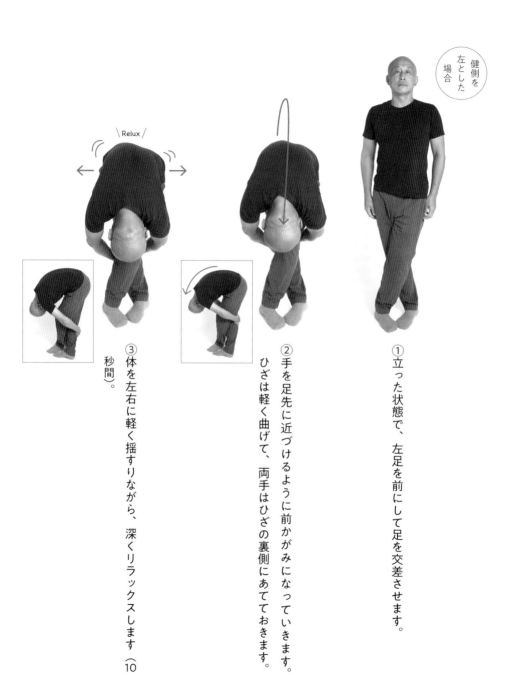

健側を左とした場合

①立った状態で、左足を前にして足を交差させます。

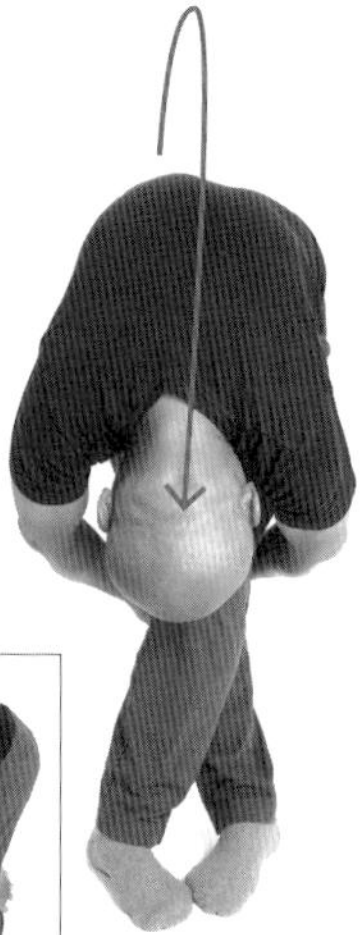

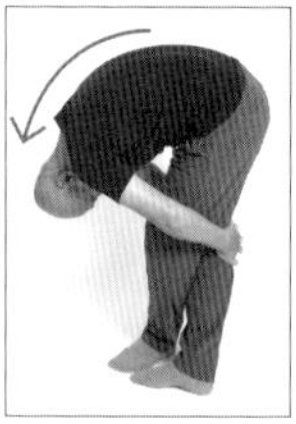

②手を足先に近づけるように前かがみになっていきます。ひざは軽く曲げて、両手はひざの裏側にあてておきます。

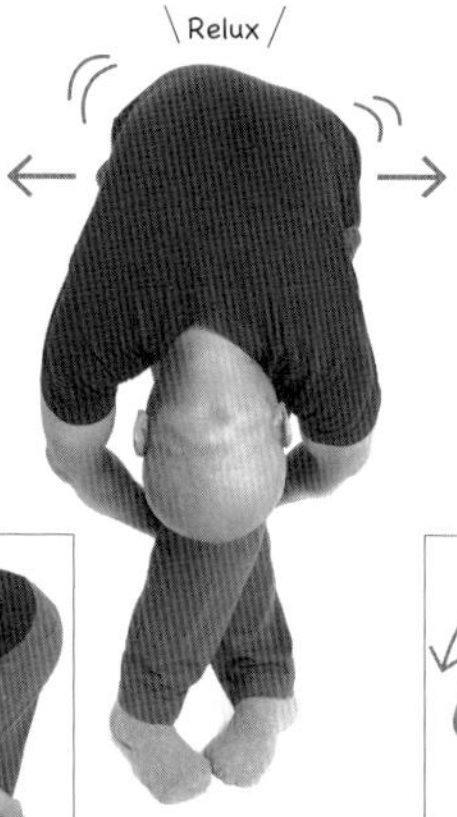

③体を左右に軽く揺すりながら、深くリラックスします（10秒間）。

股関節

股関節痛が引き起こされる病気を3つあげます。

変形性股関節症

40代から50代以上の高齢女性に多く見られる症状です。重いものを日常的に扱う人もなりやすいのですが、発育性股関節形成不全《はついくせいこかんせつけいせいふぜん》という幼児期の股関節脱臼を治療せずに放置したことが原因の多くを占めます。腿《もも》の付け根の鼠径部《そけいぶ》の痛みや股関節の変形により可動域が狭くなる特徴があります。関節が摩耗して、軟骨の減少や、骨が変形することで、症状がひどくなります。さらに股関節の周りの筋肉は弱くなり、筋肉そのものも固く縮んでしまいます。

本人が自覚する前に、他人から歩き方がおかしいと指摘されることも多いものです。初期の段階で、ＶＩＭ体操をおこない、股関節周りの筋肉をつねに柔軟性のあるものにしておき、可動域を広く保つことが必要です。

高齢女性は、股関節の変形からひざの痛みや腰が曲がってくるなど、さまざまな症状が広がることが少なくありません。姿勢や歩き方、立ち方などがつねに正常になるように気を配る必要があります。

発育性股関節形成不全

以前は先天性股関節脱臼《こかんせつだっきゅう》といわれていましたが、現在では発育性股関節形成不全と呼ばれるようになってきました。女児に多く、生まれつきや乳幼児期の発育の段階で股関節が正常な形で成長しなかった病気のことです。症状の見極め方としては、足の長さを比べたり、開排《かいはい》テストといって左右の股関節の開き具合を比べ、その違いを判断します。病院に行くとX線画像でも判断でき、1、2週間から3か月間程度の装具装着で多くの症例が改善するようです。しかし、以前の乳幼児健康診断で見逃されている中高年者の場合は、大人になってから変形性股関節症になって初めて発育性股関節形成不全と判断されることが多いものです。できるだけ早い段階で、股関節の動きの変化に気づき、VIM体操をおこなって対処する必要があります。

鼠《そ》経《けい》部《ぶ》痛《つう》症候群

サッカーなどの運動をしているときに、足の付け根やお腹の下の部分に鋭い痛みを感じることがあります。ひどくなると、じっとしていても痛みが消えなくなります。

これにはさまざまな原因がありますが、ひとつには骨盤と大腿骨が運動時にぶつかってしまい、痛みを生じることが考えられます。また恥骨筋という小さな筋肉が炎症を起こして、痛みを引き起こす場合もあります。座ることが多い職業の方々にも見られ、歩くときに左右の足の運びに差が出てくることも少なくありません。

病院の画像検査で判断できないことも多く、放置したために症状がひどくなることもあり、特にスポーツ選手は競技に大きく影響を与えてしまいます。

股関節のＶＩＭ体操1……足抱え込み

❶検査　左右それぞれ、順に同じ動作をします

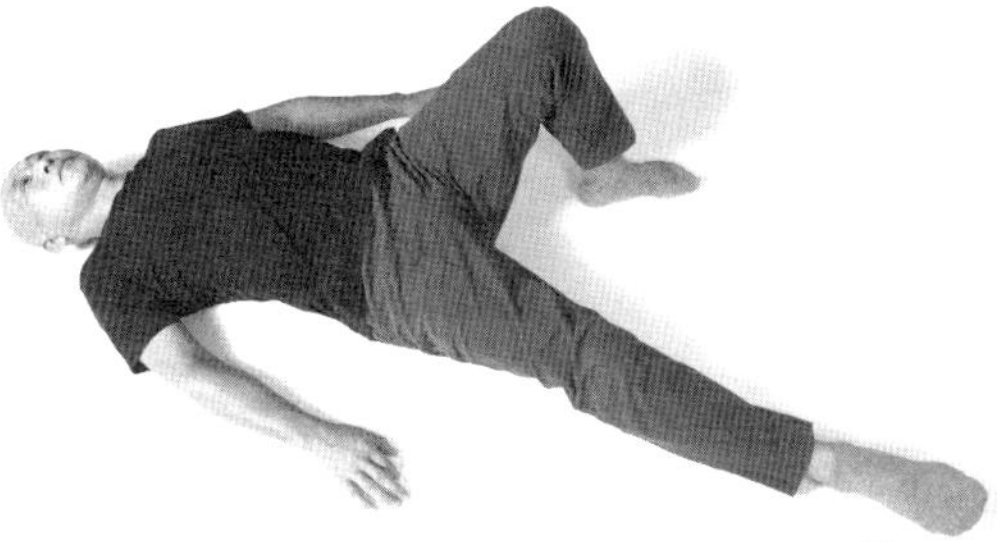

①仰向けになり、手は自然に体の横に置き、左足のひざを折ります。

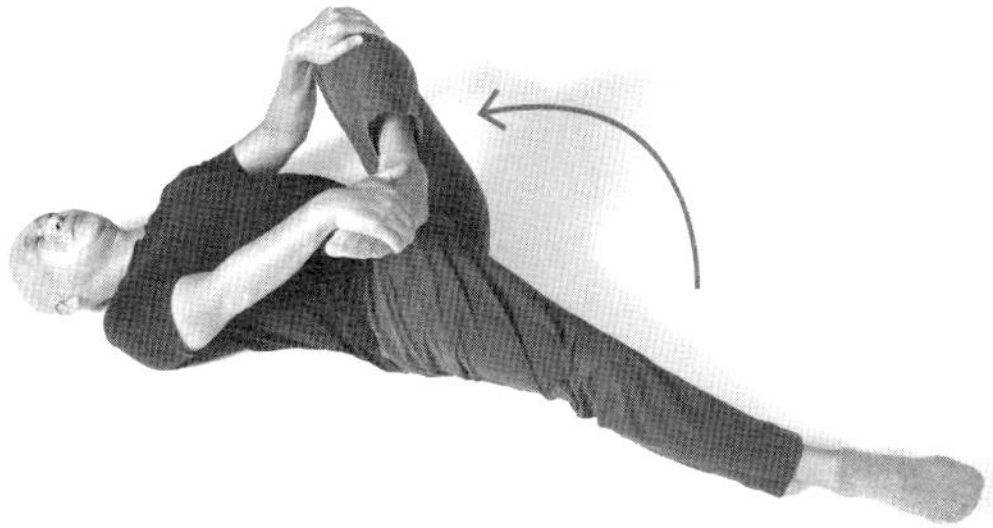

②左ひざを左手で、左足の甲を右手で抱えておなか側に引き寄せます。

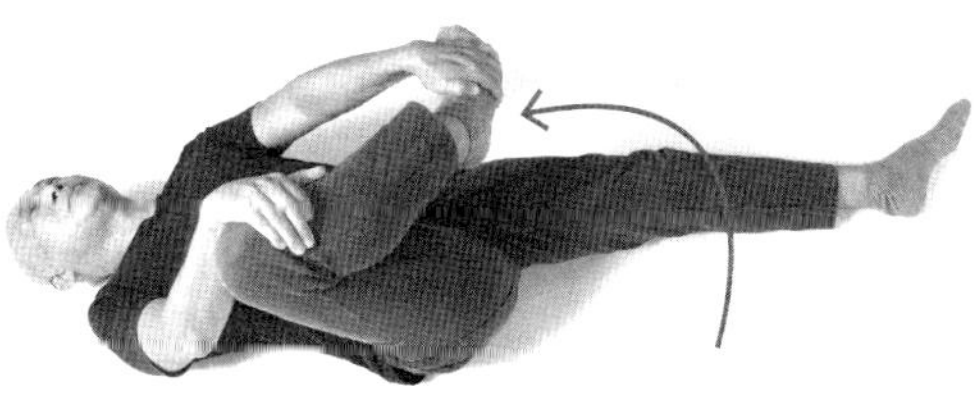

③反対側も同様におこないます。

❷診断　左右それぞれの痛みや違和感を探します

★モデルは右側のひざを引き寄せたときに、右の股関節に強い8の痛みを感じました。ひざと足首にもそれぞれ4と2の痛みを感じました。左のひざを引き寄せたときには、股関節に3程度の痛みを感じました。

❸診断　健側と患側を決めます

★モデルは、右ひざを引き寄せたときにより強い痛みを感じたので、右を患側、左を健側とします。

❹治療　健側を動かし、深くリラックスします（×3回）

健側を左とした場合

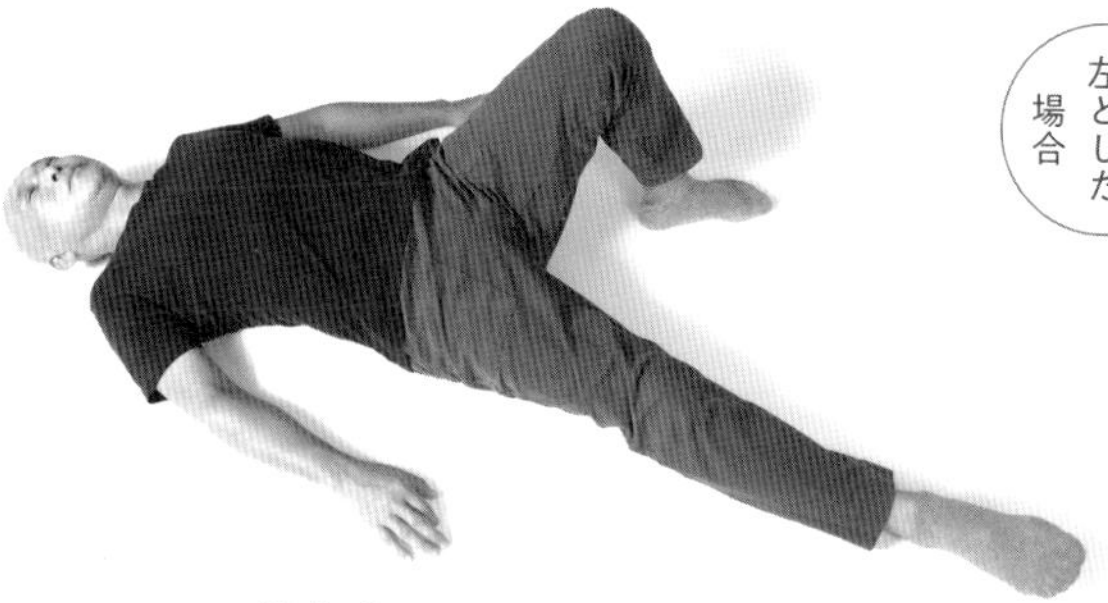

①仰向けになり、手は自然に体の横に置き、左足のひざを折ります。

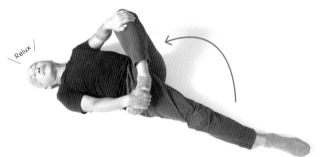

②左ひざを左手で、左足の甲を右手で抱えておなか側に引き寄せ、10秒間キープし、深くリラックスします。

もとの姿勢に戻り、10秒の休憩をはさみ、2回目・3回目も同様におこないます。

❺―検証　患側の痛みや違和感の変化を確認します

★モデルは、右の股関節の痛みが８から４程度に変化しました。ひざと足首は痛みが０になったのですが、もう一度、健側のひざを引き寄せる動作をした結果、痛みは２程度に変化しました。

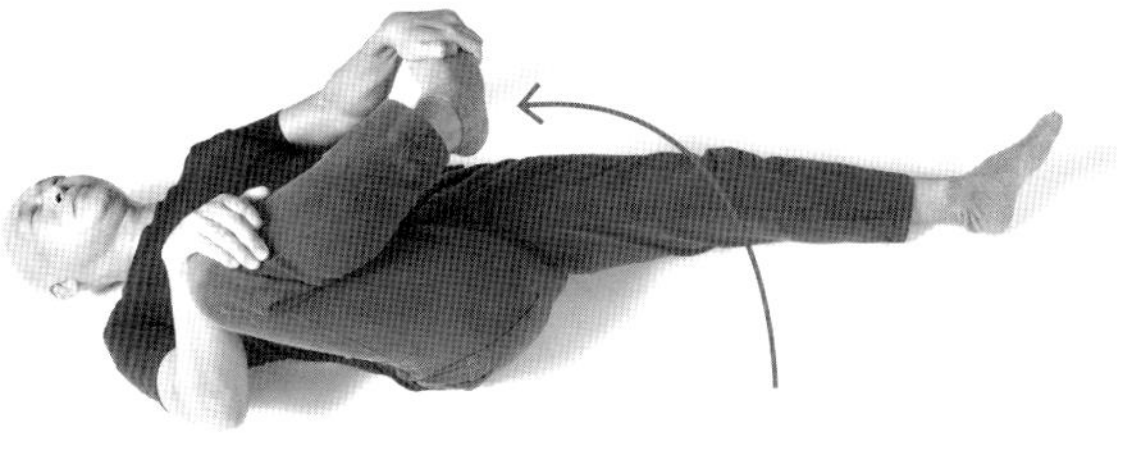

効果にちがいが出るポイント

◉足首とひざを引き寄せる角度
足首を引き寄せる角度によって、ひざや股関節の角度が変わってきます。それによって、股関節の内側の内転筋や鼠径部など、効果が出る場所が変わるので、可能な範囲でいろいろな角度で試してみてください。

◉肩の力を抜く
両手で支えようとすると、どうしても肩に力が入るようになってしまいます。ひざを引き寄せた後に、意識して肩の力を抜くようにすると、より効果的に股関節が緩みます。

効果を高めるポイント

●上半身は力まないように力を抜きます。
●頭は自然と床につくようにしますが、どうしても頭が浮いてしまうときには、背中を丸めて頭を上げるようにします。
●目をつぶることでより深くリラックスします。
●ゆっくりとした自然な呼吸を心がけ、吐く息に合わせて体の力を抜いていきます。

健側・患側を決めるポイント

○**健側**
●引き寄せることができる角度が大きい方
●痛みの弱い方
●違和感の少ない方

○**患側**
●引き寄せることができる角度が小さい方
●痛みの強い方
●違和感の多い方

股関節のＶＩＭ体操２……うつぶせひざ曲げ

❶検査　左右それぞれ、順に同じ動作をします

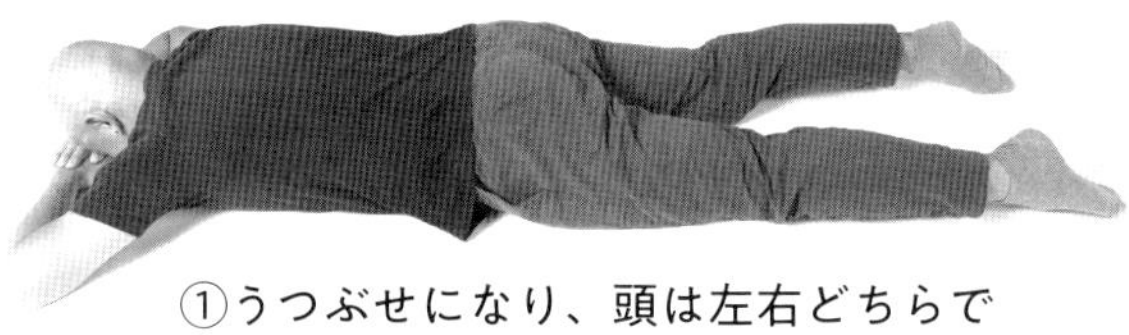

①うつぶせになり、頭は左右どちらでも向きやすい方に向けます。

顔の前で手をかさねて、手の甲の上に顔を乗せるとよりリラックスできます。

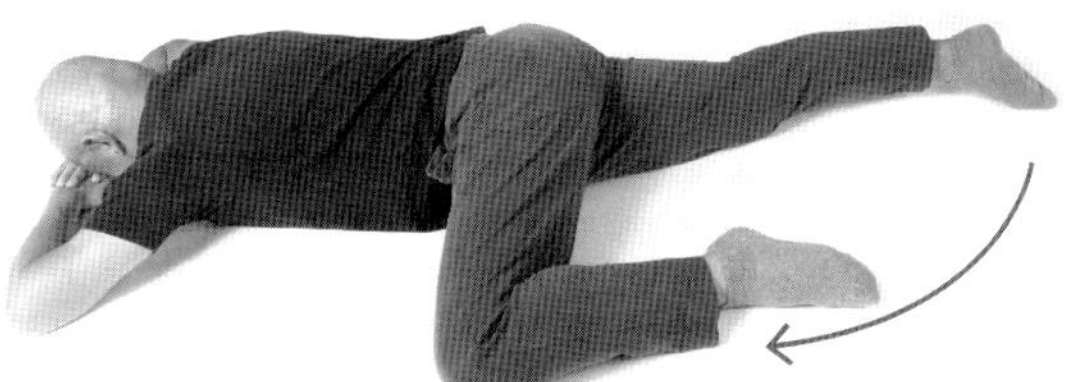

②左ひざを曲げながら、左のわき腹の方向に引き寄せ、腰が浮かない程度のところで止めます。

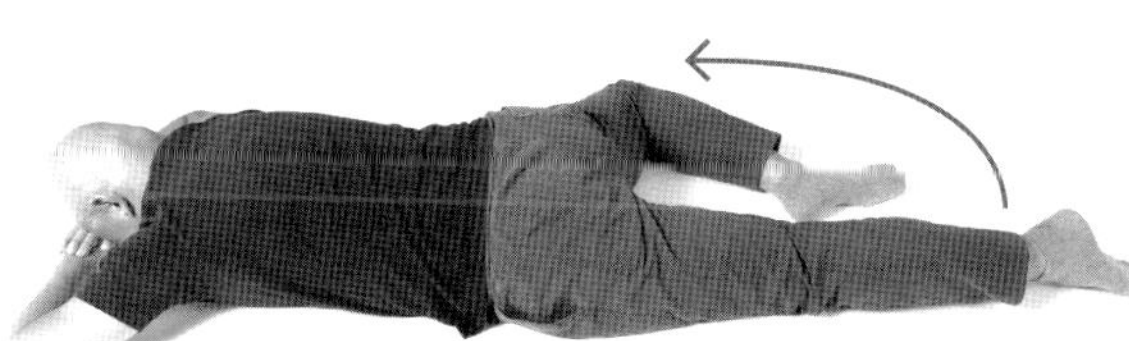

③反対側も同様におこないます。

❷診断　左右それぞれの痛みや違和感を探します

★モデルは、右側にひざを上げたときに、腰と股関節の付け根に同じ7の痛みを感じました。じっとしているとおしりにも5程度の痛みが出てきました。左ひざを上げたときには、肩甲骨の周りに4程度の違和感が生じました。

❸診断　健側と患側を決めます

★モデルは、右側のひざを上げたときに痛みを感じたので、右側を患側、左側を健側とします。

❹治療　健側を動かし、深くリラックスします（×3回）

健側を左とした場合

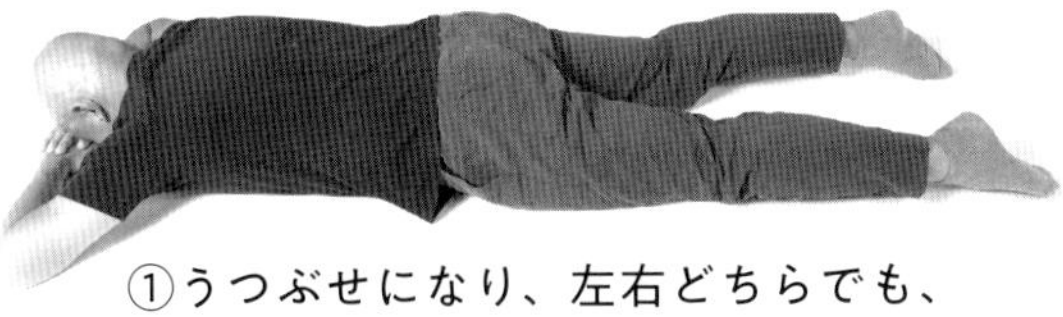

①うつぶせになり、左右どちらでも、頭を向きやすい方に向けます。

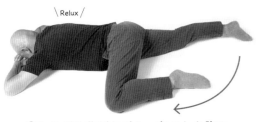

②左ひざを曲げながら、左のわき腹の方向に引き寄せ、腰が浮かない程度のところで止めます。10秒間キープし、深くリラックスします。

もとの姿勢に戻り、10秒の休憩をはさみ、2回目・3回目も同様におこないます。

❺検証　患側の痛みや違和感の変化を確認します

★モデルは、右ひざを上げたときの腰と股関節の痛みが２程度の違和感に変わっていました。
また、おしりの痛みは０になっていました。

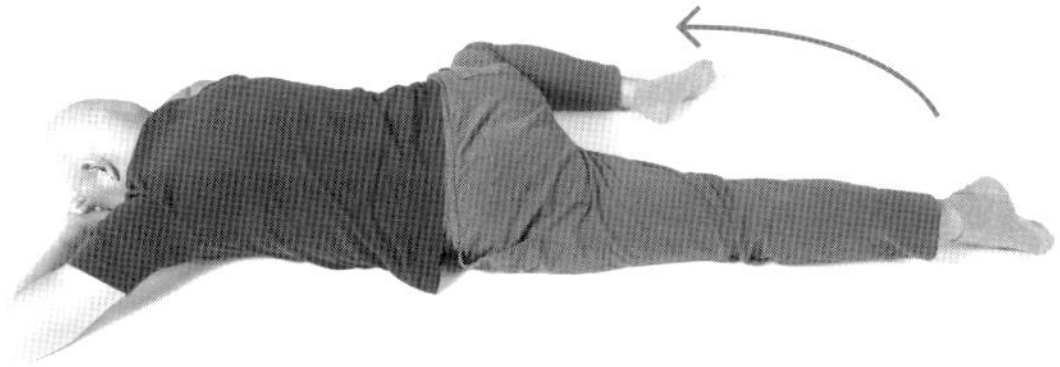

効果を高めるポイント

◉足を引き上げる角度は痛みや違和感がないところで、自分が最も楽な位置を探していきます。

◉腰や背中、肩の力を抜き、それぞれに痛みや違和感がないところを探していきます。

◉頭は首がもっとも楽に感じられる位置に自然に置きます。

◉目をつぶることでより深くリラックスします。

◉ゆっくりとした自然な呼吸を心がけ、吐く息に合わせて体の力を抜いていきます。

健側・患側を決めるポイント

○**健側**

◉ひざの上がる角度が大きい方

◉痛みの弱い方

◉全身がリラックスする方

○**患側**

◉ひざの上がる角度が小さい方

◉痛みの強い方

◉全身がより緊張する方

ひざ

膝痛《しっつう》が引き起こされる病気の主な種類を３つ挙げます。順に見ていきましょう。

変形性膝関節症《へんけいせいひざかんせつしょう》

50歳以上の女性で、特に体重過多の方に多い症状です。ひざの関節の変形や腫れが特徴です。症状の出はじめは、座った状態から立ち上がったり、歩き始めたときに痛みを感じます。そして症状が進むにつれ、立っているだけでも違和感や痛みに悩まされるようになり、ひざの曲がりも悪くなります。ひざの関節が炎症を起こすことが原因で、腫れて熱を持ったり、水が溜まったりすることもあります。

関節の変形の仕方もさまざまで、

●とげのように飛び出しているもの

●関節の隙間が潰れてなくなっているもの

●欠けているようなもの

…などいろいろあります。

初期の症状が出たときに、できるだけ早くひざにかかる負担を軽減するＶＩＭ体操が必要です。痛みが出ている場所だけではなく、太もも全体やひざの裏側の張りにも気を配るとひざ全体が軽くなります。また、姿勢が悪いとひざが曲がり、歩いているときや立っているときに大きな負担となるので、それに対するＶＩＭ体操も必要です（「背中のＶＩＭ体操」参照）。

鵞足炎《がそくえん》

ひざのお皿の内側にある鵞足《がそく》という部分に炎症が起こる病気です。歩いたり走ったりするとひざの内側に痛みを感じ、その部分を押すとはっきりとした痛みが出ます。ひざの屈伸運動をしたり、ひざを伸ばすストレッチをしたときにも同じ場所に痛みを感じます。

症状がひどくなると、じっとしていても痛み、日常の動作や生活にも支障が出てきます。若い人でも、サッカーや陸上などの運動で痛めることも多く、その際には炎症を抑えるとともに、VIM体操で原因となる筋肉などの問題を解消することが必要です。

オスグッドシュラッター病

一般的に成長期（10歳〜15歳）に起こるひざの障害で、成長痛と判断されることも少なくありません。また、ひざのお皿の下に痛みが出て、ひどくなると腫れてくるのが特徴です。

通常は18歳ごろには痛みが消えることが多いのですが、まれにその後も痛みや変形が続くことがあります。太ももの前面にある筋肉やひざの前にある腱が固くなることが主な原因なので、その部分のVIM体操を継続的にすることで、痛みが解消します。

さらに、成長期においてスポーツをする際には、正しい動作を身につけることが必要です。

ひざのＶＩＭ体操１……片ひざのばし前屈

❶検査　左右それぞれ、順に同じ動作をします

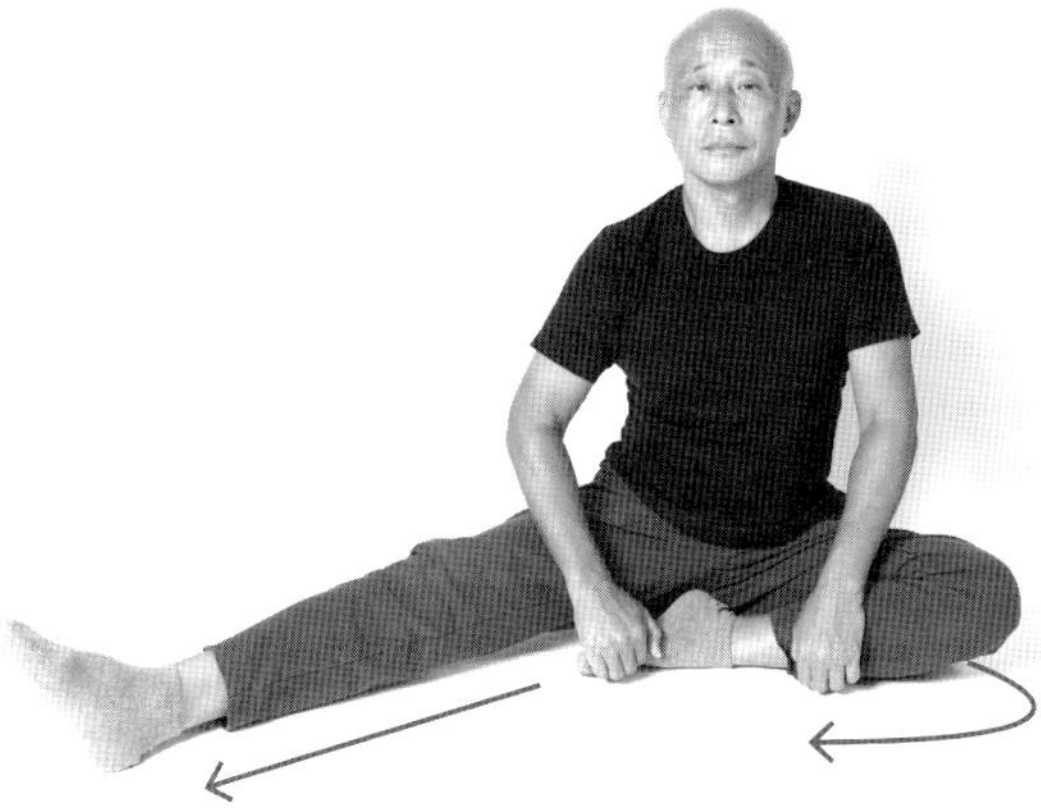

①床に座り右足を斜め前に伸ばし、左ひざを内側に曲げます。

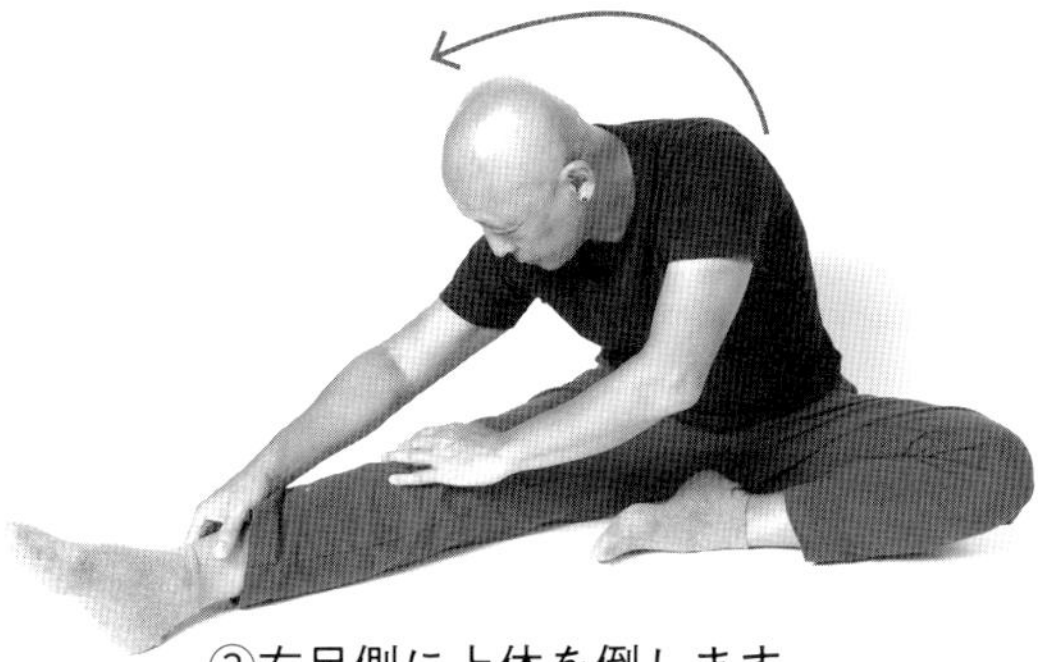

②右足側に上体を倒します。

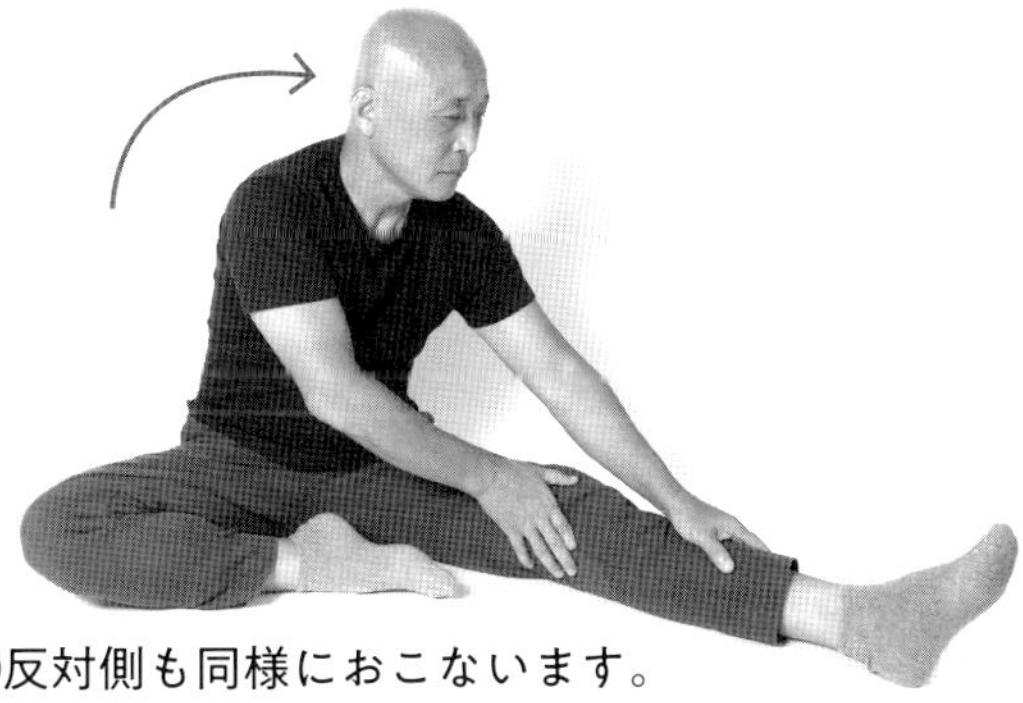

③反対側も同様におこないます。

❷診断　左右それぞれの痛みや違和感を探します

★モデルは、左足を伸ばし左側に上体を倒したときに、左のひざ裏に強い張りを感じ、しばらくすると痛みが８～９になりました。その後、腰や背中に４～５の痛みも同時に出てきました。反対側に倒したときも、ひざ裏に５～６程度の痛みが生じました。

❸—診断　健側と患側を決めます

★モデルは、左足を伸ばしたときに、よりひどい痛みを感じたので、左側を患側とし右側を健側とします。

❹—治療　健側を動かし、深くリラックスします（×3回）

※この体操では、❶—**検査**と異なる動きをします。

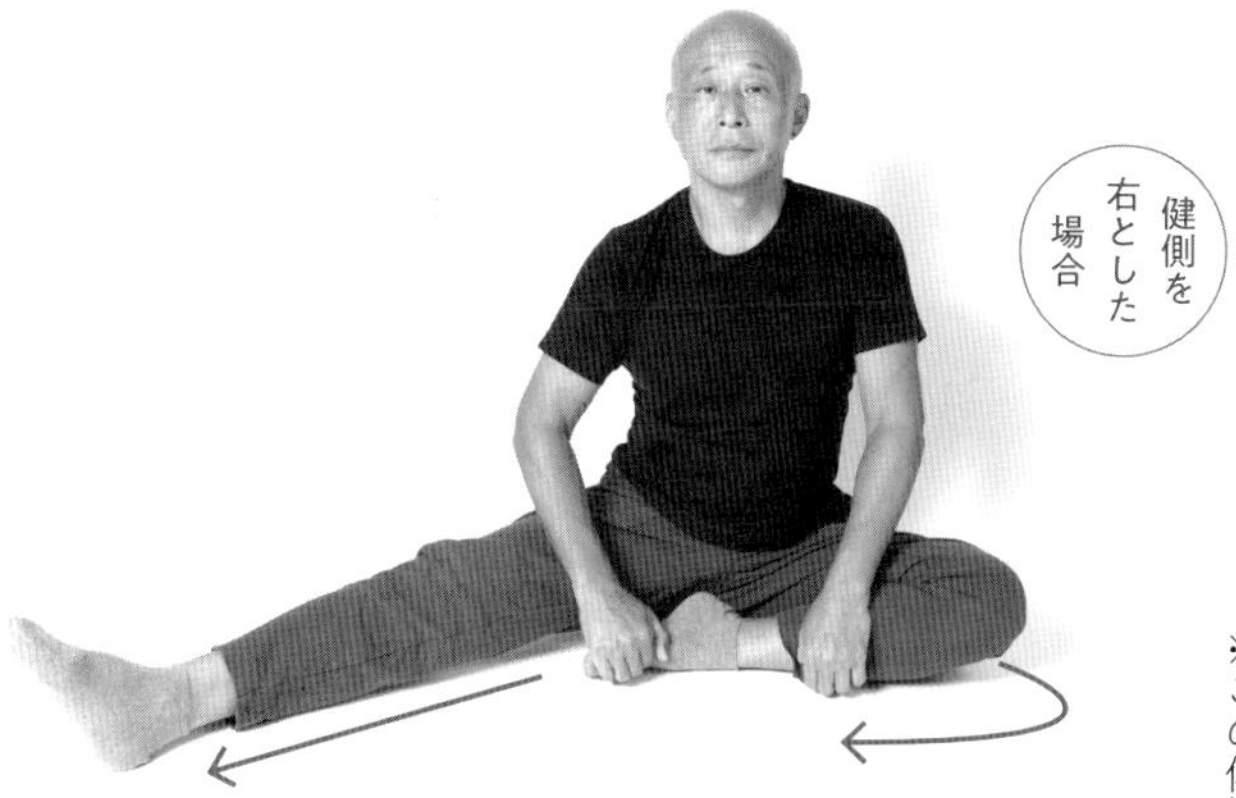

①右足を横に伸ばし、左ひざを内側に曲げます。

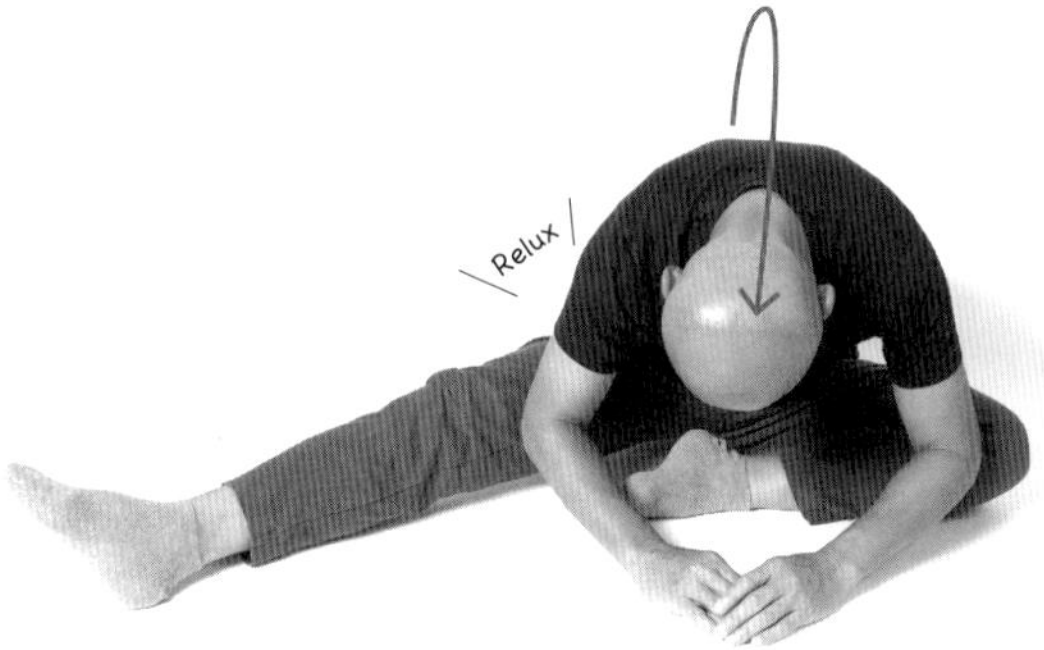

②上体は体の正面に向けて倒し、10秒間キープし、深くリラックスします。

もとの姿勢に戻り、10秒の休憩をはさみ、2回目・3回目も同様におこないます。

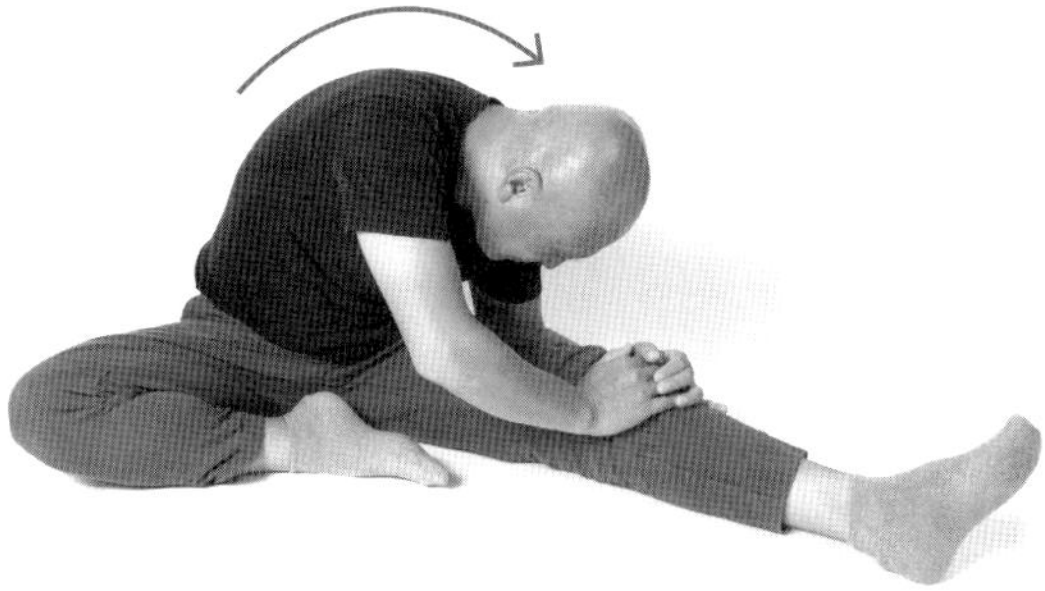

❺検証　患側の痛みや違和感の変化を確認します

★モデルは、左のひざ裏の痛みが２～３に減りました。また腰や背中に感じていた痛みは０～１と、ほとんどなくなりました。

効果を高めるポイント

◉前に上体を倒すときには、ゆっくりとした動きで、ひざや腰に負担がかからないようにしてください。前に体が沈み込んでいるときには、勢いをつけてバウンドしたりせずにリラックスを心がけてください。

◉伸ばしている足の足首を、内側や外側に軽く向けることで、ひざの痛みを効果的にとることができます。

◉首や背中、肩などの力を抜いて、ゆっくり呼吸し、目をつぶるようにします。

ひざのV-I-M体操2

仰向けひざのばし

❶検査　**左右それぞれ、順に同じ動作をします**

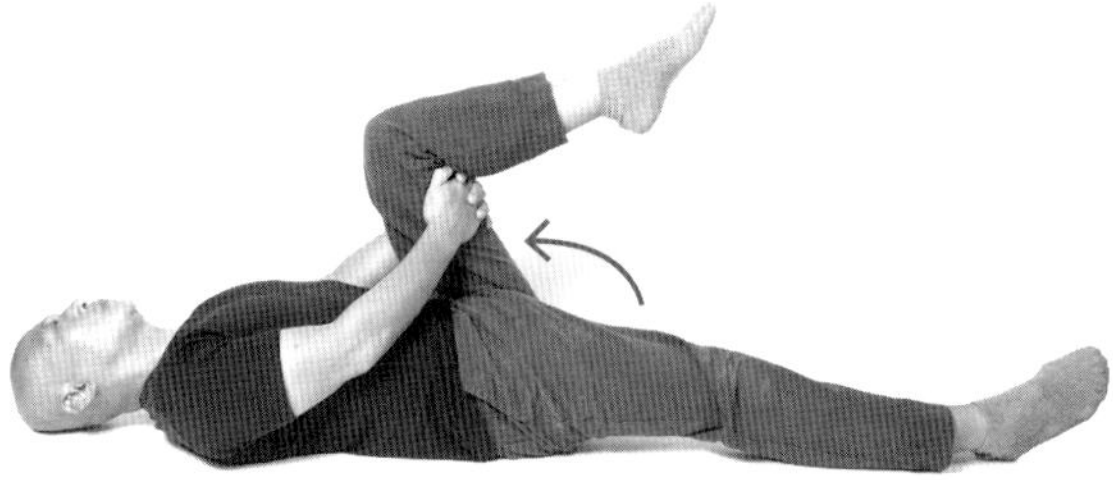

①仰向けになり、左ひざを曲げたまま、
左太ももを裏から両手で抱えます。

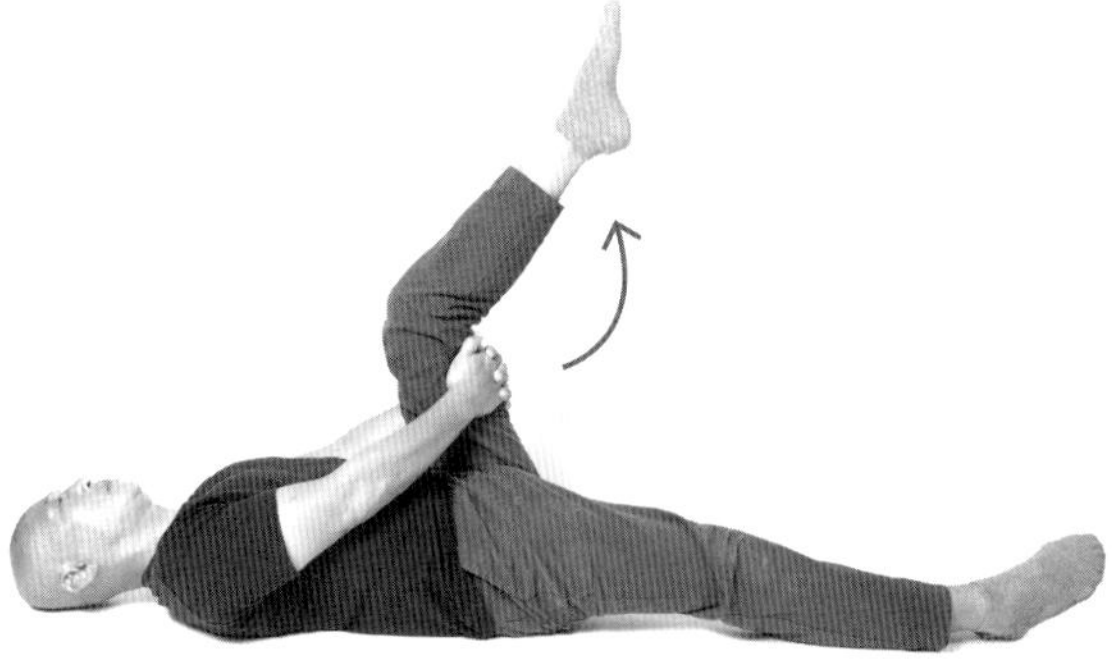

②左ひざを伸ばせるところまで伸ばし
て足を上げます。

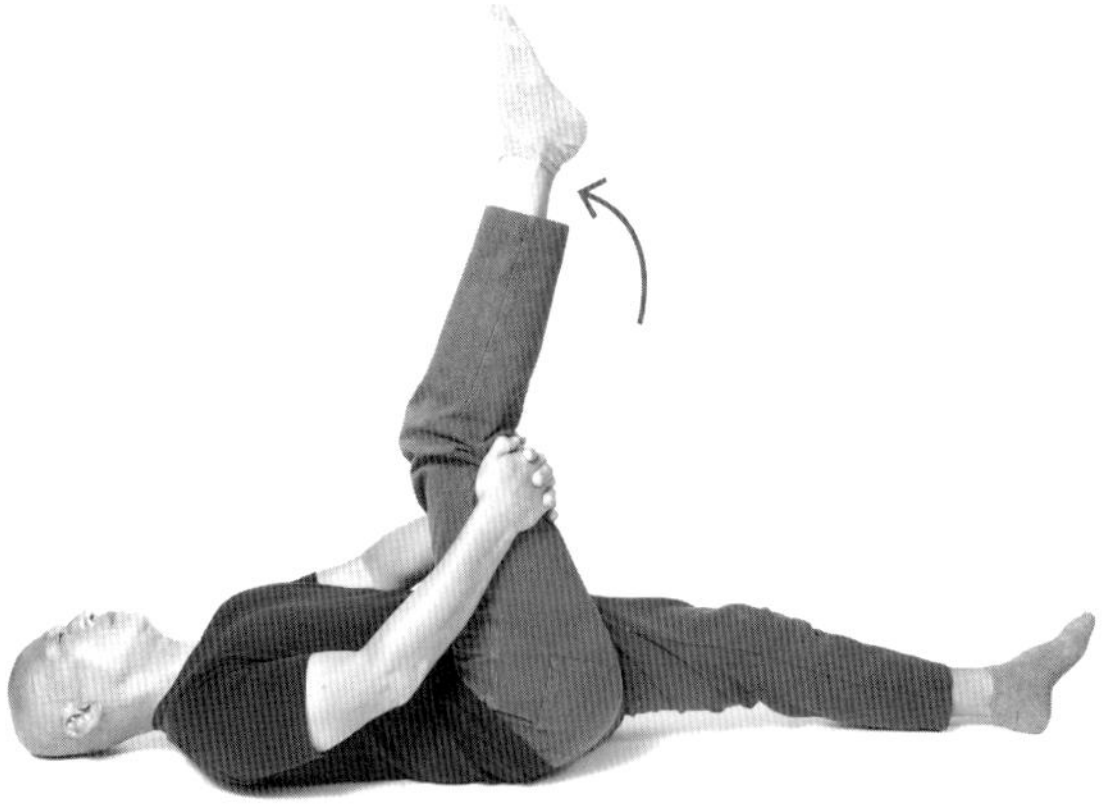

③反対側も同様におこないます。

❷診断　**左右それぞれの痛みや違和感を探します**

★モデルは、左足を上げてひざを伸ばしたときに、ひざ裏に強い8~9の痛みを感じました。
同時にふくらはぎからアキレス腱にも5程度の張ったときの痛みを感じました。

右足を上げてひざを伸ばしたときも、同様にひざ裏の痛みを感じましたが、程度は4くらいに抑えられていました。

❸—診断　健側と患側を決めます

★モデルは、左足を伸ばしたときにより強い痛みを感じたので、左側を患側、右側を健側とします。

❹—治療　健側を動かし、深くリラックスします（×3回）

※この体操では、❶—**検査**と異なる動きをします。

健側を右とした場合

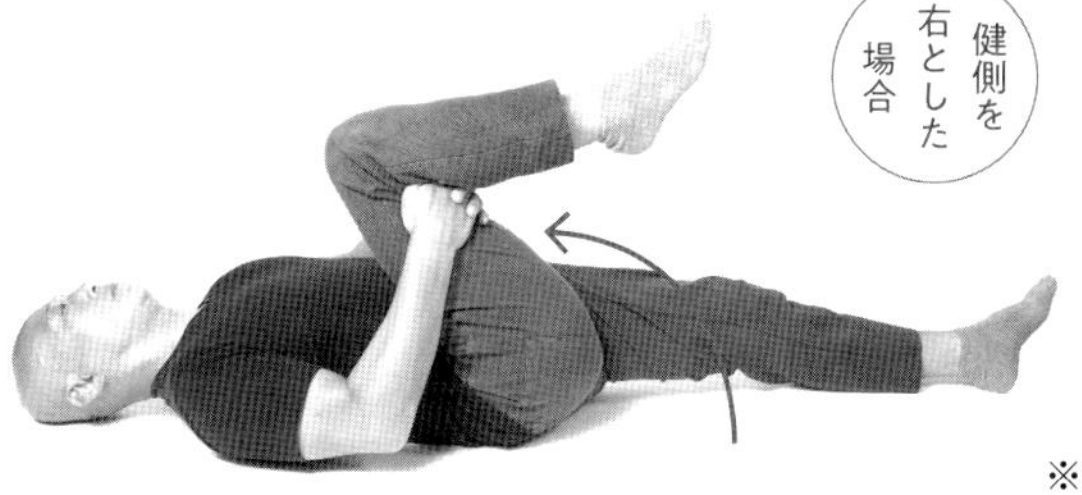

①仰向けになり、右ひざを曲げたまま、右太ももを裏から両手で抱えます。

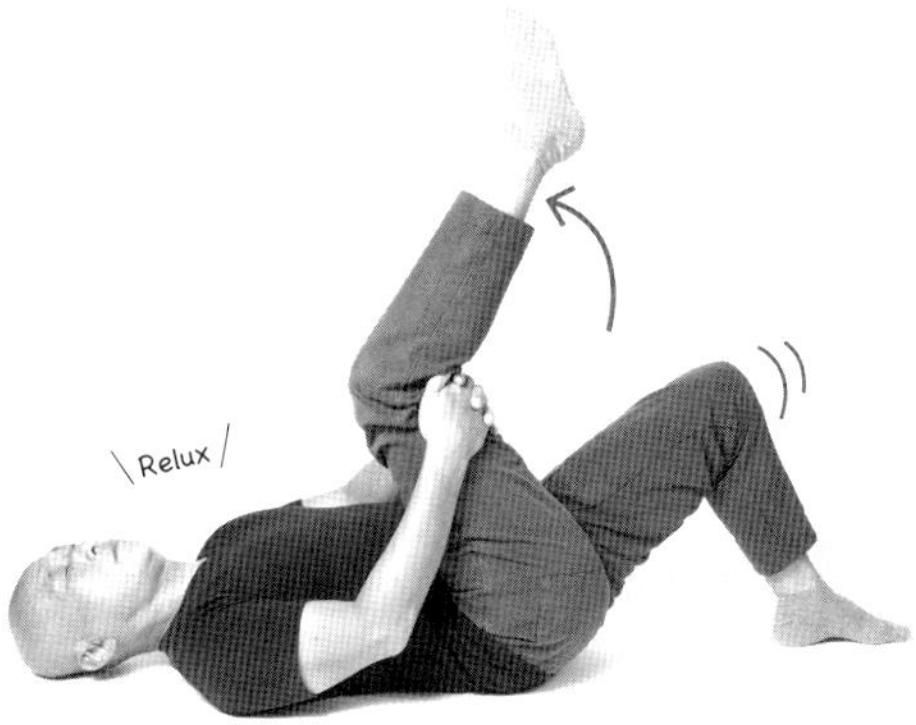

②右足を、ひざを伸ばしたまま上げていきますが、その際に、左のひざが曲がっても構いません。
その状態で10秒間キープし、深くリラックスします。

もとの姿勢に戻り、10秒の休憩をはさみ、2回目・3回目も同様におこないます。

❺検証　患側の痛みや違和感の変化を確認します

★モデルは、左ひざ裏の痛みは8～9の強いものでしたが、体操後は2～3の弱い違和感に変わっていました。また、ふくらはぎの痛みも0～1のほとんど感じないものに変化していました。

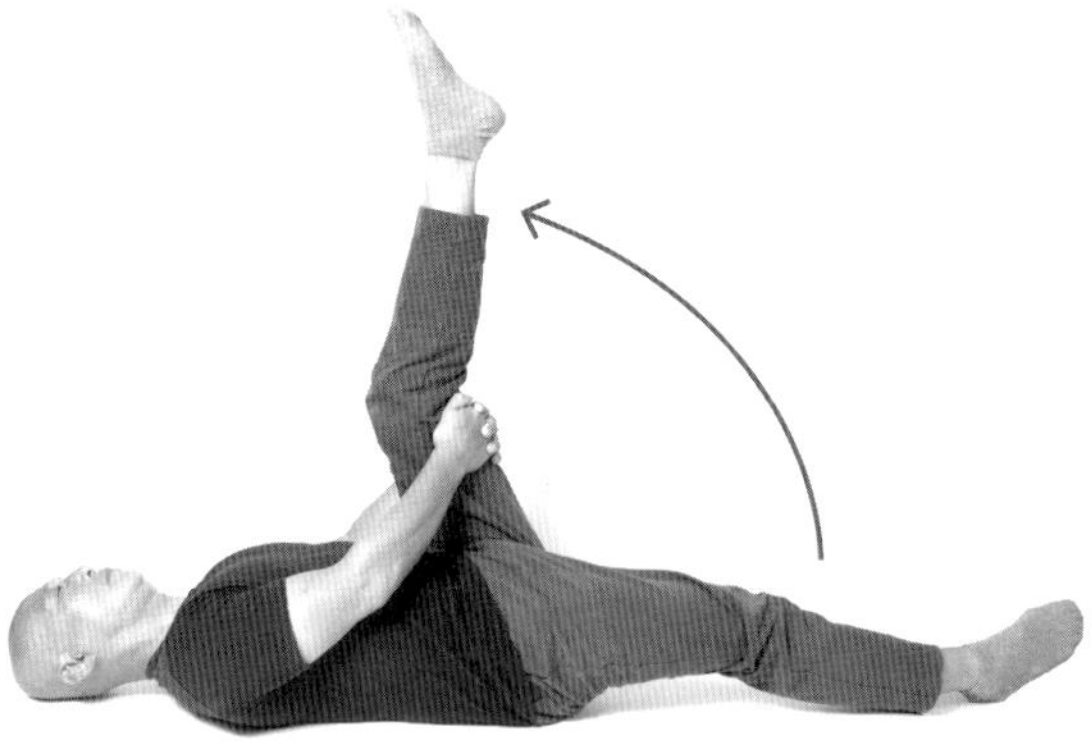

効果を高めるポイント

●上体をよりリラックスすることが重要です。
●目をつぶり、ゆっくりとした呼吸を繰り返してください。
●太ももを抱えるときに両手の指を組むとよりリラックスできます。

背中

背中や背骨に関する病気についてあげてみます。

脊柱後弯症《せきちゅうこうわんしょう》

脊柱とは背骨のことですが、それが丸くなってしまう、通常「猫背」と呼ばれるものです。もともと背骨は横から見るとゆるやかなカーブを描いているものですが、背中や腰の部分が通常よりも丸く曲がってしまうことがあります。これは骨そのものが曲がってしまうものと、筋肉が凝り固まって曲がってしまうものの２種類に分けることができます。

前者は多くの場合、年齢が高い女性に多く、特に骨粗しょう症が原因の場合が多いとされています。また背中よりも腰の曲がりがひどいのも特徴の一つです。

後者は座り仕事の多い人に多く見られ、肩こりや背中、腰の痛みを伴うことがほとんどです。背中には、背骨の付近で背中を支える、一般的に脊柱起立筋《せきちゅうきりつきん》と呼ばれる体の大黒柱がありますが、これが運動不足や長時間座り続けることで固くなり、腰や背中を丸くする原因になります。立った状態で首が異常に前に突き出し、巻き肩といって肩が前にねじれている特徴は若い方にも見られる症状です。

また背中全体を支える僧帽筋《そうぼうきん》や広背筋《こうはいきん》という大きな筋肉が十分に働かずに、背中や腰が丸くなることがあります。

これは脊柱起立筋と同様に、ＶＩＭ体操をおこなうことで筋肉の元々の力を発揮できるようにすると、症状が改善しやすくなります。

背中を後ろから見ると背骨がC型やS型にゆがんでしまうことがあります。これを一般的には側弯症《そくわんしょう》と呼んでいます。

思春期の女性が発症することが多いのですが、ほとんどの場合痛みが伴わないので、腰痛や肩こりとしてみすごされてしまいます。

側弯症には、骨そのものが変形するものと、単に筋肉などのバランスが悪くなり起こるものの2通りがあります。どちらにしても初期に発見し、VIM体操で症状を抑えることが必要です。

見分け方としては、鏡に向かって自然に立ち、肩の高さや腰骨の高さが左右均等かを確かめます。また、あごとへその位置が垂直になっているかも目安のひとつになります。他者に見てもらう場合は、背骨が見えやすい服装になり、背中側から肩や肩甲骨、腰骨の位置を確認します。症状が進行している場合は、背骨の曲がりをすぐに発見できます。さらに、前かがみになって、背中を観察するとはっきりわかります。左右の背中の高さが、肩や腰の部分で明らかに違うからです。

また左右の動きの差で、側弯症を発見できることがあります。自然な形で立ち、体を横に倒します。左右同じように倒しても、倒しやすい側と倒しにくい側がある場合は、側弯症が疑えることもあります。

症状が若いときに出なくても、加齢によってはっきりと自覚できる場合があるので、つねに姿勢そのものを意識しておくことが必要です。

背中のＶＩＭ体操１

横座り体倒し

❶検査　左右それぞれ、順に同じ動作をします

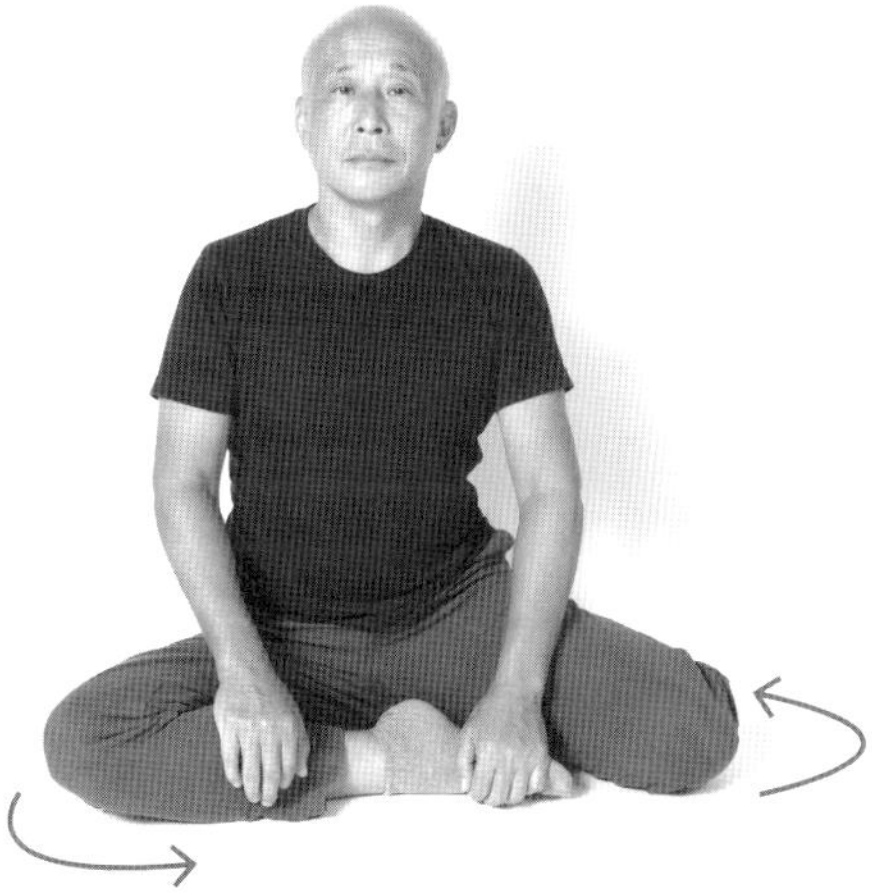

①床に座り、右足を前に出し、ひざを内側に曲げます。
左ひざを曲げ、左足をうしろに引きます。（横座りの状態を作ります）

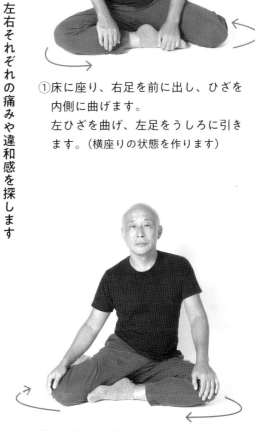

②反対側も同様におこないます。

❷診断　左右それぞれの痛みや違和感を探します

★モデルは、左ひざを前にして横座りをした場合、より股関節に負担がかかっていました。痛みとしては、股関節に8のはっきりした痛みとしばらくすると左の腰に我慢できないくらいの10の痛みが出てきました。
また同じ姿勢で、右のひざにも5程度の痛みが現われました。

❸ー診断　健側と患側を決めます

★モデルは、左ひざを前に出したときにひどい痛みが生じたので、左を患側とし右を健側とします。

❹ー治療　健側を動かし、深くリラックスします（×3回）

※この体操では❶ー検査とは異なる動きをします。

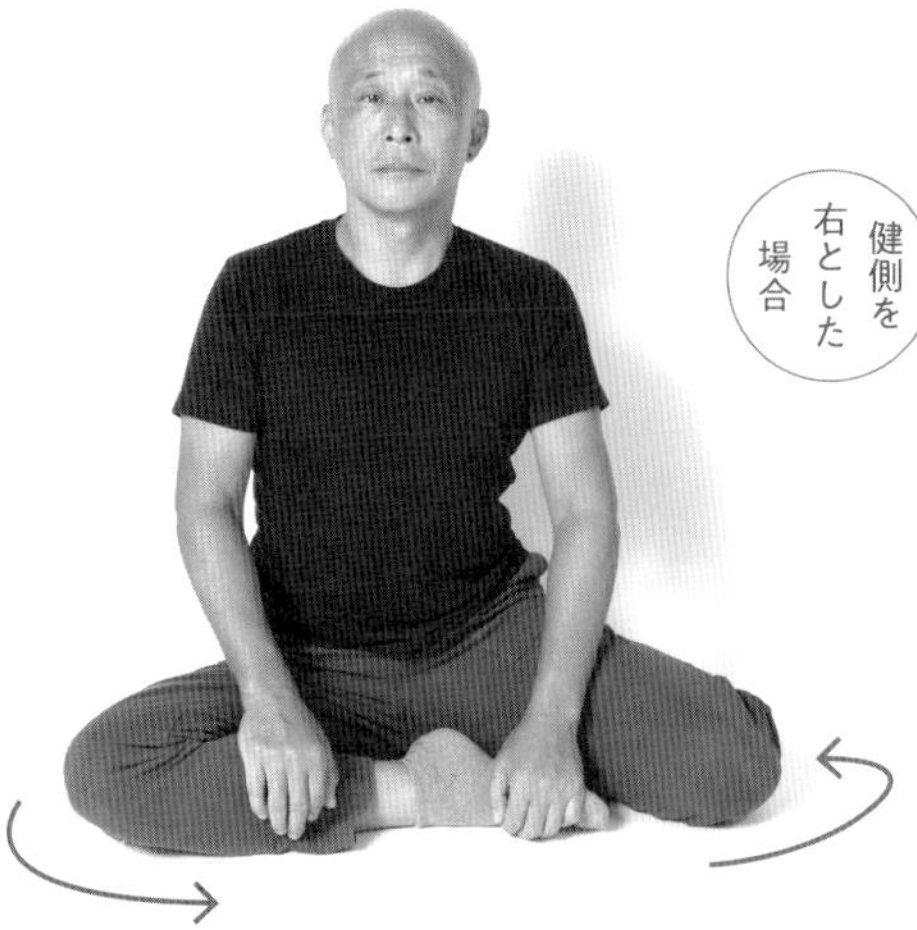

①右ひざを前にした横座りをします。
左足は軽く後ろに引きます。

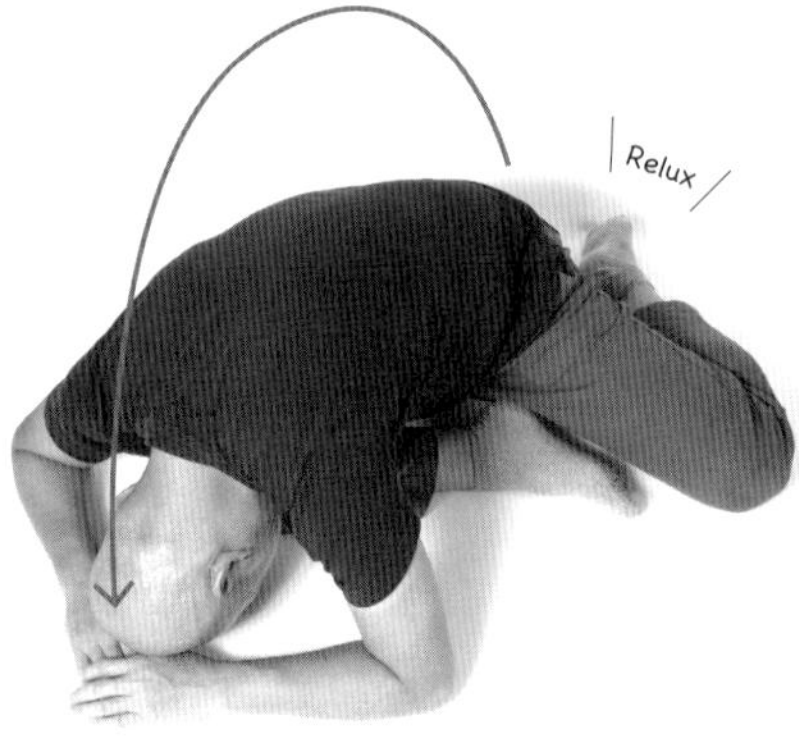

②前に出ている右ひざの上に上体を倒していき、10秒間キープし、深くリラックスします。

もとの姿勢に戻り、10秒の休憩をはさみ、2回目・3回目も同様におこないます。

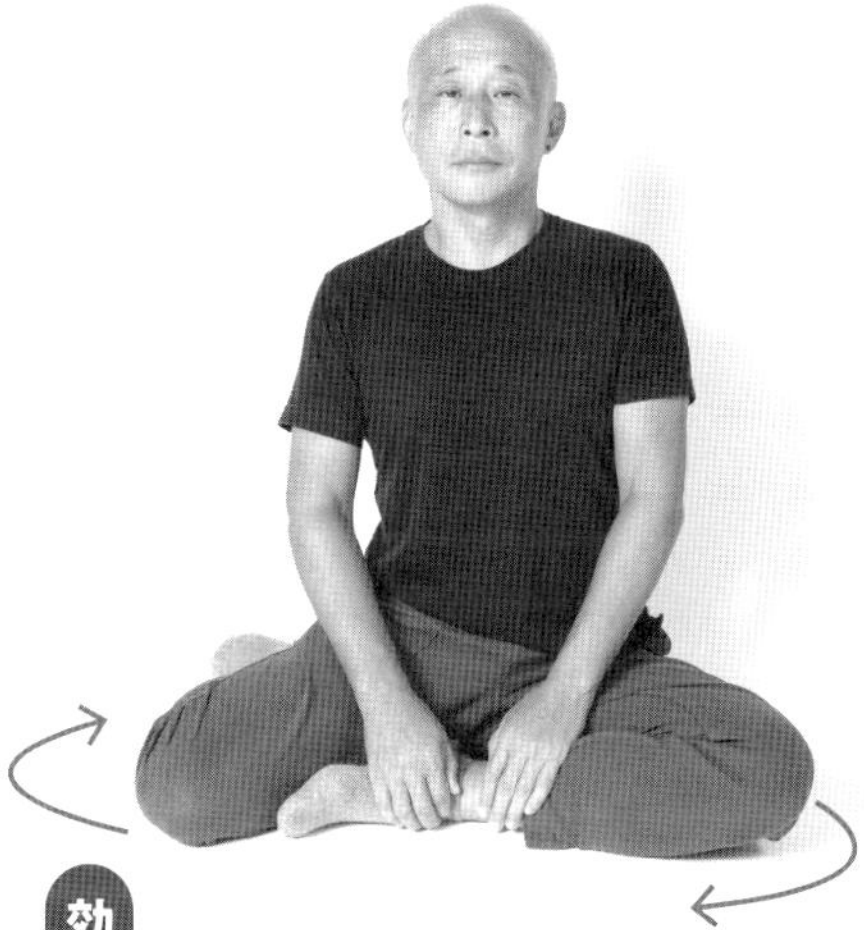

❺検証　患側の痛みや違和感の変化を確認します

★モデルは、左ひざを前にして横座りをしたときに、股関節に８の痛みがありましたが、体操後は３程度に減りました。また腰にあった10の痛みは１～２とほとんど感じなくなりました。同じ姿勢で出ていた右のひざの５程度の痛みはなくなりました。

効果を高めるポイント

◉足は痛みや違和感が出ないよう、いちばん楽に感じられる位置に調整して力を抜きます。

◉肩や背中、腰、股関節の力を抜きリラックスした状態をつくっていきます。

◉頭は首がもっとも楽に感じられる位置に自然に置きます。

◉目をつぶることでより深くリラックスします。

◉ゆっくりとした自然な呼吸を心がけ、吐く息に合わせて体の力を抜いていきます。

背中のVIM体操2　足かけ両ひざ倒し

❶検査　左右それぞれ、順に同じ動作をします

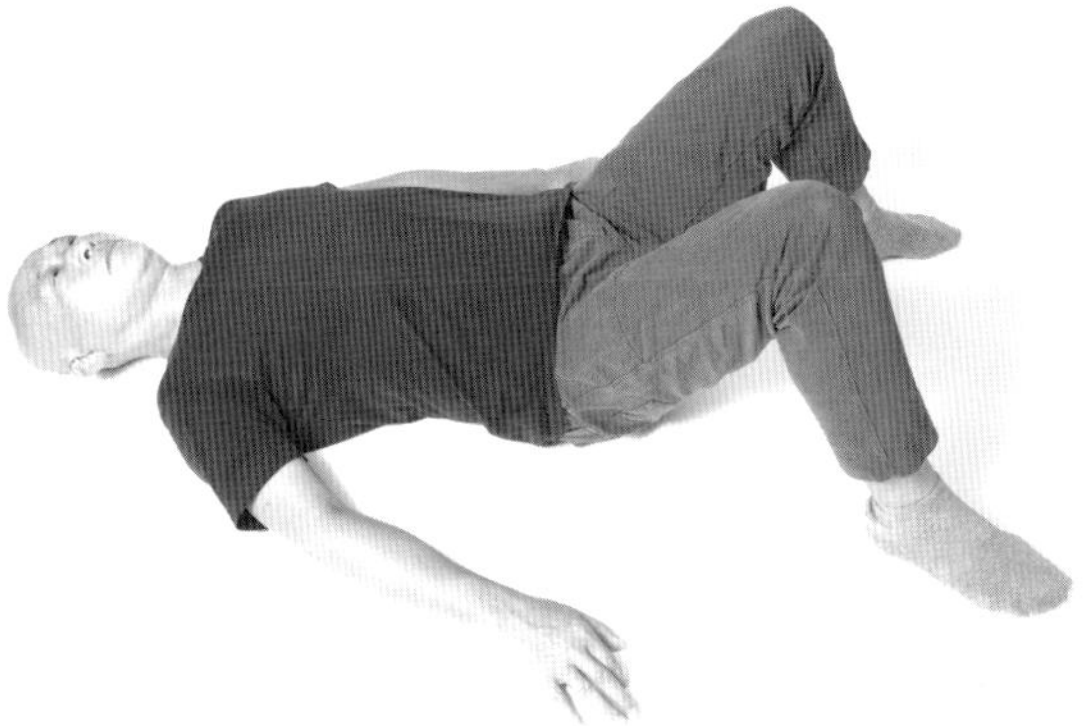

①仰向けになり、足を軽く開いた状態で両ひざを立てます。

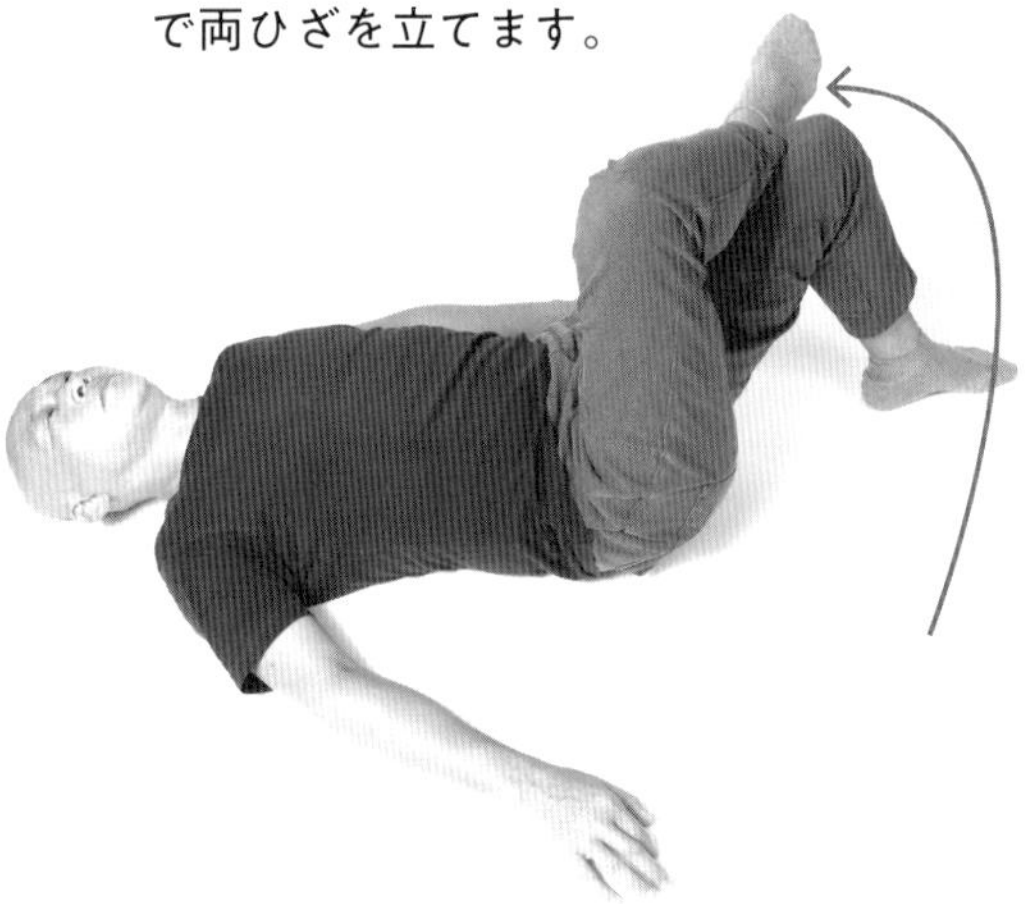

②右足を左ひざにかけます。

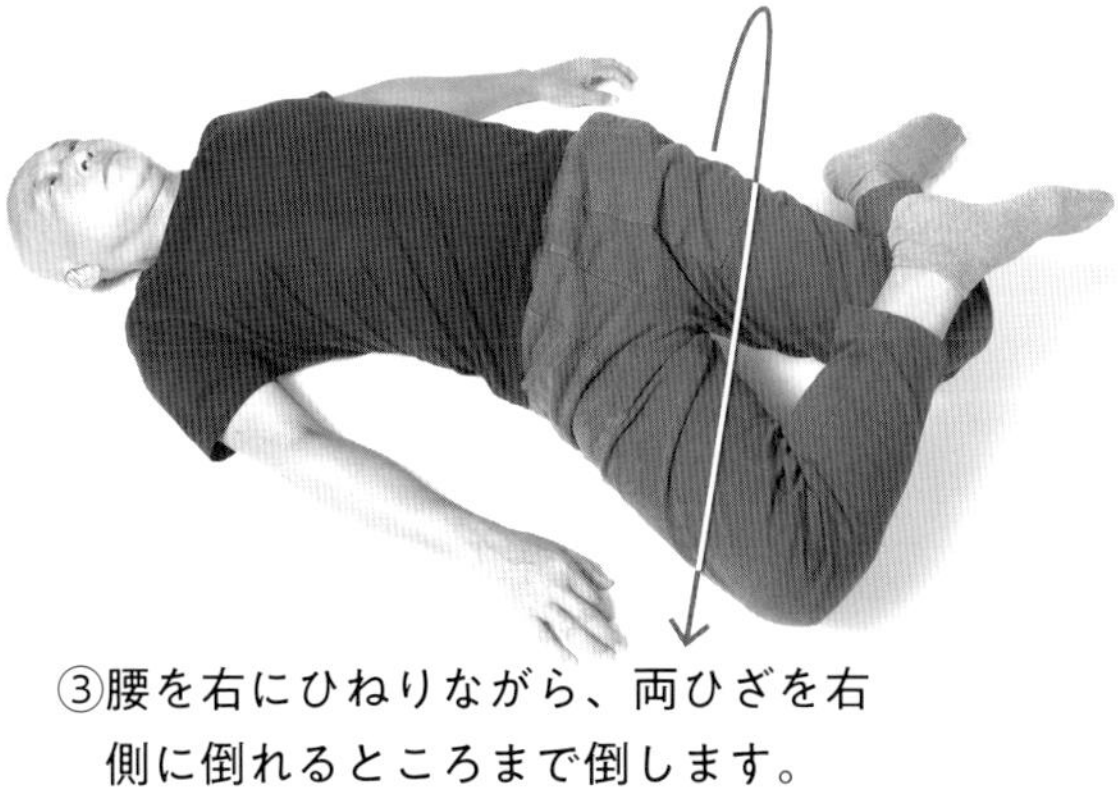

③腰を右にひねりながら、両ひざを右側に倒れるところまで倒します。

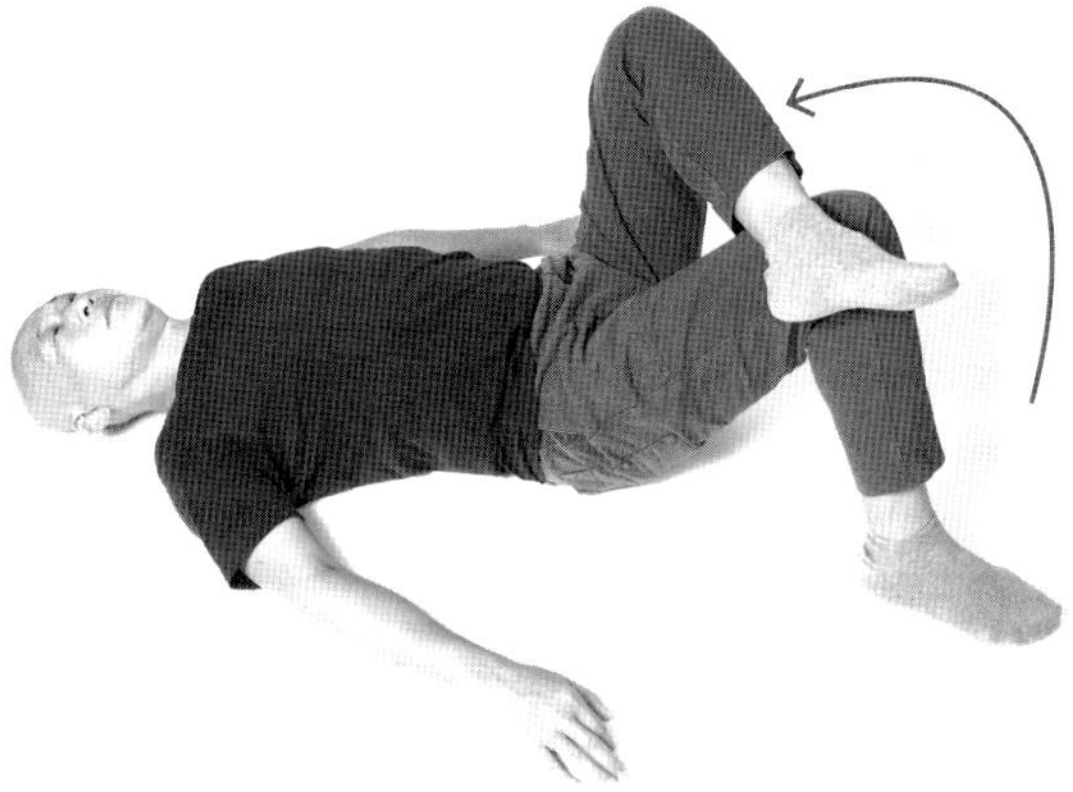

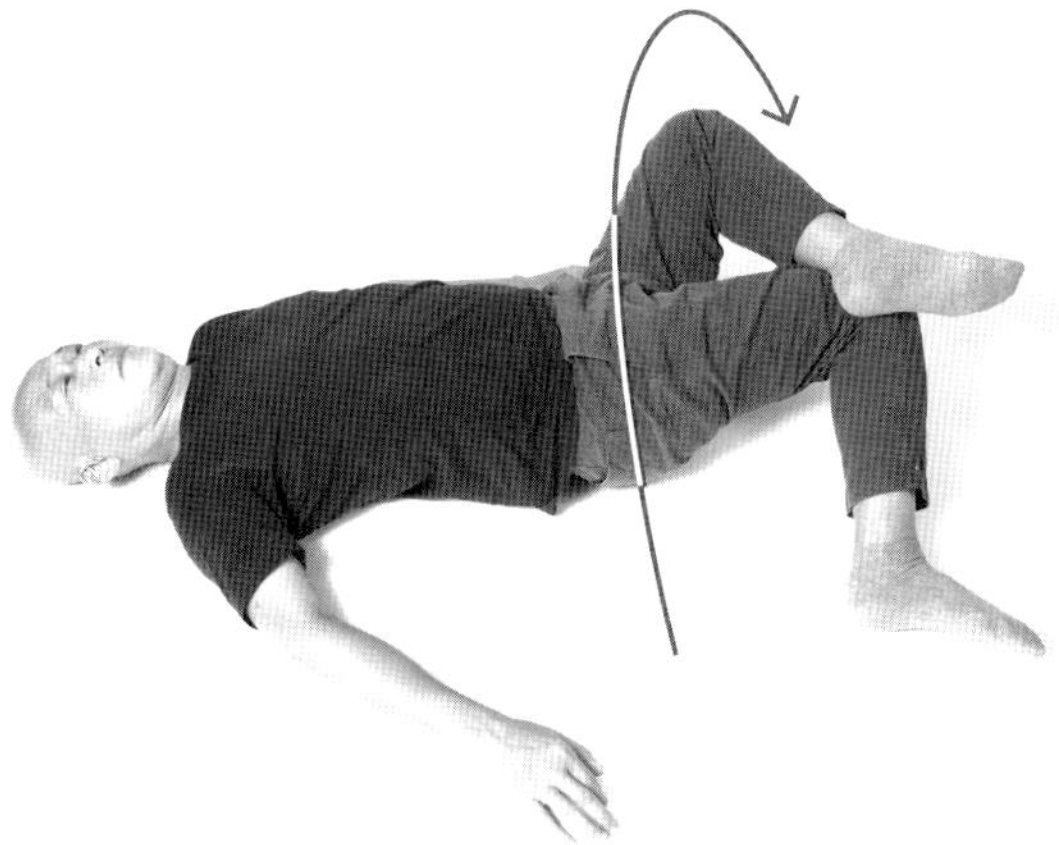

④反対側も同様におこないます。

❷診断　左右それぞれの痛みや違和感を探します

★モデルは、左側に倒したときに腰の下のところに7の痛みと、おしりの横に5程度の痛みを感じました。右側に倒したときも、左に倒したときと同じ腰の部分に4くらいの痛みを感じました。

❸診断　健側と患側を決めます

★モデルは、左側に倒したときにひどい痛みを感じたので、左側を患側とし右側を健側とします。

❹ 治療　健側を動かし、深くリラックスします（×3回）

健側を右とした場合

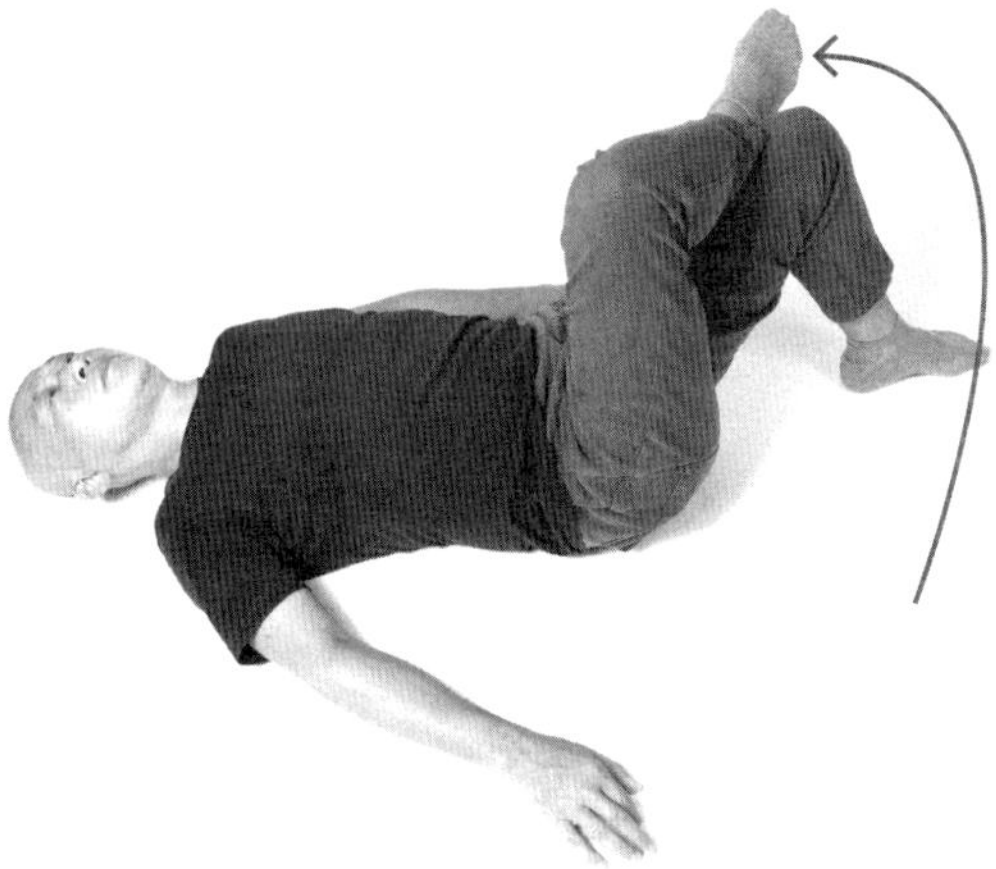

①仰向けになり、足を軽く開いて両ひざを立て、②右足を左ひざにかけます。

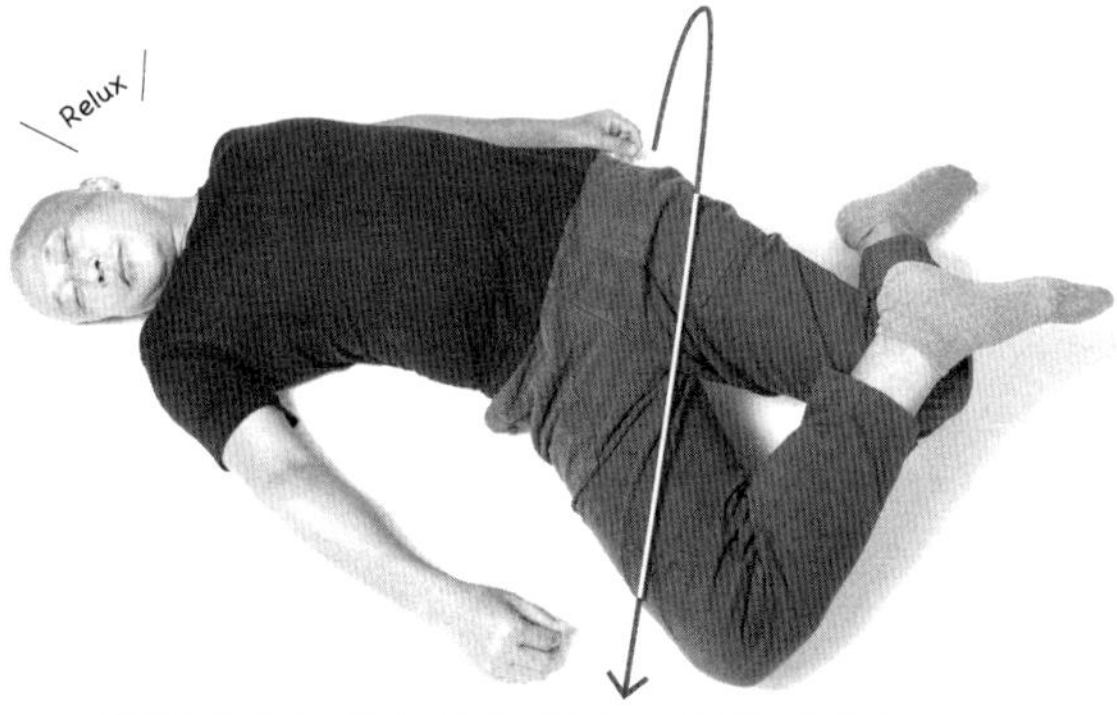

③腰を右にひねりながら、両ひざを右側に倒れるところまで倒して10秒間キープし、深くリラックスします。

もとの姿勢に戻り、10秒の休憩をはさみ、2回目・3回目も同様におこないます。

❺検証　患側の痛みや違和感の変化を確認します

★モデルは、左側に倒したときに感じた腰の7の痛みは2に減り、おしりの5の痛みは0になりました。また右に倒したときの腰の痛みは2に減りました。

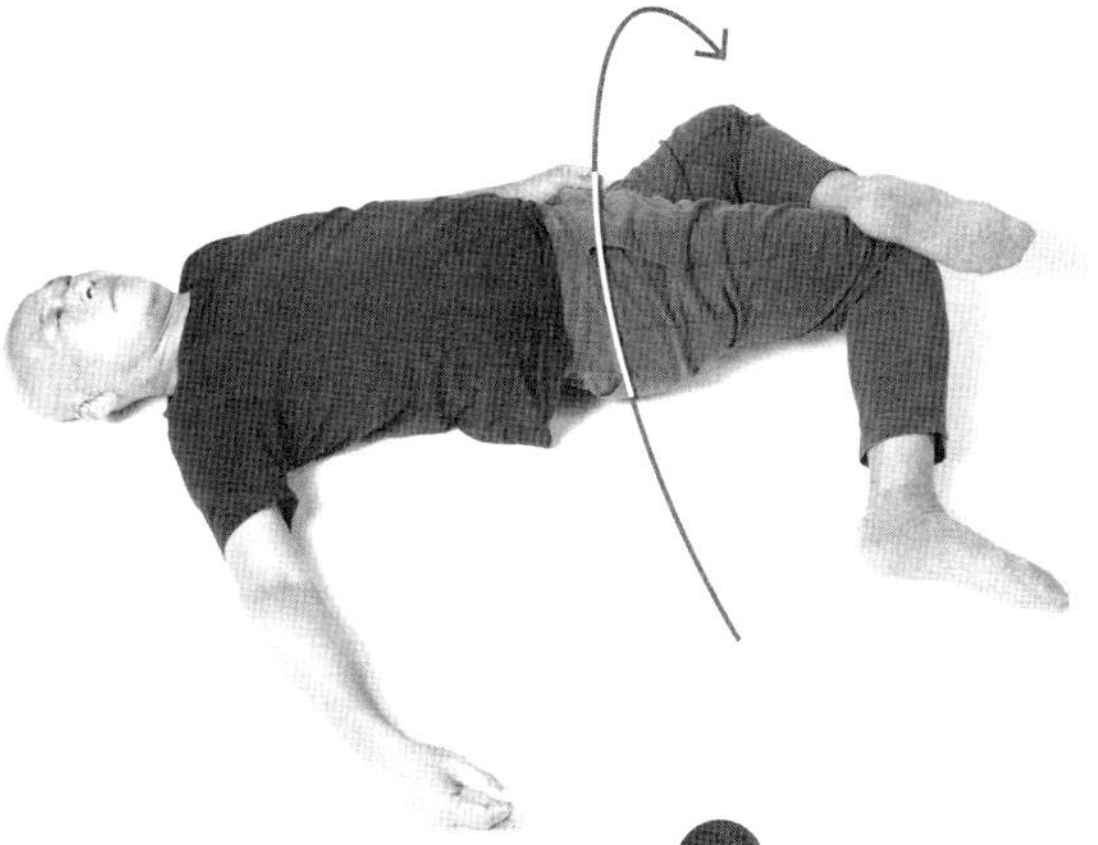

効果を高めるポイント

◉腰に痛みや違和感が出ないよう、全身をいちばん楽に感じられる位置に調整して力を抜いていきます。

◉ひざを倒すとき、腰や背中、股関節などに痛みや違和感が出ないゆっくりとしたスピードで倒します。

◉両肩の力を抜きます。

◉頭は首がもっとも楽に感じられる位置に自然に置きます。

◉目をつぶることでより深くリラックスします。

◉ゆっくりとした自然な呼吸を心がけ、吐く息に合わせて体の力を抜いていきます。

VIM体操Q&A

Q 左右どちらも痛みを感じないのですが、どちらを健側、患側と決めたらいいですか?

A 動作によっては、どちらも痛みを感じず、差がないように思える場合があります。その際には、どちらを健側として体操をしても大丈夫です。左右ともにより動きやすく、軽くなります。

Q 左右どちらも痛いのですが、どうしたらいいですか?

A 体操のポーズをしていると、左右どちらにも痛みを感じることがあります。そのときには、①その体操は後回しにして、他の体操の後にもう一度やってみます。②左右の痛みの大きさを比べて、より痛みの多い方を患側とします。その際に健側ではより深いリラックスをするポジションを探すことが重要です。

Q VIM体操はいつおこなったらいいですか?

A VIM体操は、いつおこなうかは自由です。朝の起床時におこなうと、1日の調子がよくなり、寝るときにおこなうとぐっすり眠ることができます。また仕事の合間に立っておこなうこともできます。気づいたときに短時間でもいいので、そのときにできるVIM体操をするとよいでしょう。1日に何回までという制限はありません。

Q 毎回痛む側が決まっている場合は、最初におこなう検査はしなくていいで

すか？

A　最初の検査は抜いても大丈夫です。特に痛みがあるときには、最初から反対側を健側として動かすようにしてください。ただし、毎日続けていると良くなってきて、健側と患側があいまいになったり、逆転することもあります。そうなった場合には、治療のポーズの最初には健側と患側を確認するようにしてください。

Q　体操の最後に、患側が変化したかどうか（検証）は、かならず確かめないといけませんか？

A　原則的には確かめることをお勧めしますが、慣れてきたり時間がないときには、その都度確認しなくても大丈夫です。確かめなくても、ＶＩＭ体操後には、体全体が軽く楽になったことを感じることができます。

Q　健側のポーズは１回あたり10秒間、きちんとやった方がいいですか？

A　10秒間というのは、ＶＩＭ体操をするときの目安の時間です。もちろん個人によっても違いますし、その時々で長くおこなったり短くしたりしても大丈夫です。自分の痛みや違和感が消えやすい時間を見つけると、毎回の効果がより高くなります。

Q　腰痛持ちなのですが、腰痛の体操だけをやればいいですか？

A　最初は腰痛のＶＩＭ体操だけでもいいですが、慣れてくると股関節や姿勢を良くするための体操も加えると、より効果が出てきます。腰が痛いのは腰の部分だけに原因があるわけではないので、つねに体全体の調子の善し悪しに気を配ると良いでしょう。

Q 慢性的に体のあちこちが痛いときは、どの体操を選べばいいですか？

A 基本のＶＩＭ体操の1、2、3をおこなうようにしてください。全身のつながりとバランスが良くなってくると、体が軽くなり体全体の調子が良くなってきます。そのうえで残った痛みに対応するＶＩＭ体操をしてみてください。そうすると個別の痛みも改善していきます。

Q 健側の動き（治療）は、3回より多くしてはいけませんか？

A 慣れてくると健側への体操は、1回でも効果が十分に出てきます。3回というのは、あくまでも多くの方に効果が出やすいという目安です。ただし、同じ体操を4回以上することはお勧めしません。それよりも、他の種類の体操をやるようにしてみましょう。1種類の体操を何度もずっとやるより、種類を増やすようにすると良いでしょう。

Q 1日に何種類くらい、VIM体操をした方がいいですか？

A 特に決まっていませんが、1日に1種類でも効果は出ます。自分の好きな体操を続けていると、より深いリラックスができるようになるので、体の調子が良くなってきます。

もちろん、3つや5つなどの複数の体操をすることもお勧めします。実際に集団でするＶＩＭ体操では10から12種類の体操を組み合わせておこないます。

Q 意図的抑制というのがよくわからないのですが。

A これはＶＩＭ体操の大事な理論のひとつなのですが、「深いリラックス」

と言い換えることができます。①目をつぶること　②ゆっくり呼吸をすること　③全身の余分な力を抜くこと　④痛みや違和感のあった場所が緩むように意識をすること、がおおよその要点です。

最初から「深いリラックス」をすることは難しいのですが、何度かやっていると全身が「ゆるむ」感覚が理解できてきます。そうすると効果も格段に上がってきます。

Q　この本に載っていない部位が痛むときは（たとえば足首など）、どうすればいいですか？

A　ひざや股関節の体操を中心にやってみてください。足首にかかる負担を減らし、より治りやすくなります。

Q　スポーツをしているのですが、ケガの予防以外に効果はありますか？

A　実際、プロ選手や世界レベルの選手たちも、このＶＩＭ体操を取り入れています。全身のつながりがよくなり、柔軟性や筋力もアップし、パフォーマンスそのものが上がります。そのため、トレーニングや試合の前後に取り入れている選手が多くいます。

Q　ジョギングを趣味でしているのですが、走っている最中にひざが痛くなります。どうしたらいいですか？

A　走る前に腰や股関節、ひざのＶＩＭ体操を取り入れてみてください。痛みが出ることが少なくなります。また走った後も、いくつか好きなＶＩＭ体操をする習慣をつけると、ひざだけではなくいろいろな故障を防ぐことができます。

Q　VIM体操にはやせる効果はありますか？

A　静かな動きなので、消費カロリーを多くしてやせるという効果はないのですが、血流を良くし、筋肉の働きを正常にするので、やせやすい体質にすることができます。

Q　半身の麻痺でリハビリを続けています。VIM体操をしても大丈夫ですか？

A　VIM体操はどなたでも無理なくできる体操です。もちろんリハビリの効果も実証されているので、できる範囲で続けてください。回復に大いに役立ちます。

Q　特にどこか痛いという自覚症状はないのですが、体操をする意味はありますか？

A　日常生活を送っているだけで、体は知らないうちにゆがんでいるものです。そして突然、痛みとして現れることもあります。また痛みを感じる感覚が鈍くなっているために、重症化する場合もあります。自覚症状がなくても、毎日ひとつでもふたつでも、VIM体操をすることをお勧めします。

Q　VIM体操やVIM療法の治療はどこで受けられますか。

A　VIM体操は「マツエセラピー」という総合的な療法の中のひとつなのですが、全国にはそれを実践している多くの治療家がいます。巻末にその方たちの一部の連絡先を紹介しましたので、ぜひお近くの治療院に問い合わせていただき、体操の体験や治療を受けてみてください。

第4章 VIM体操・体験談

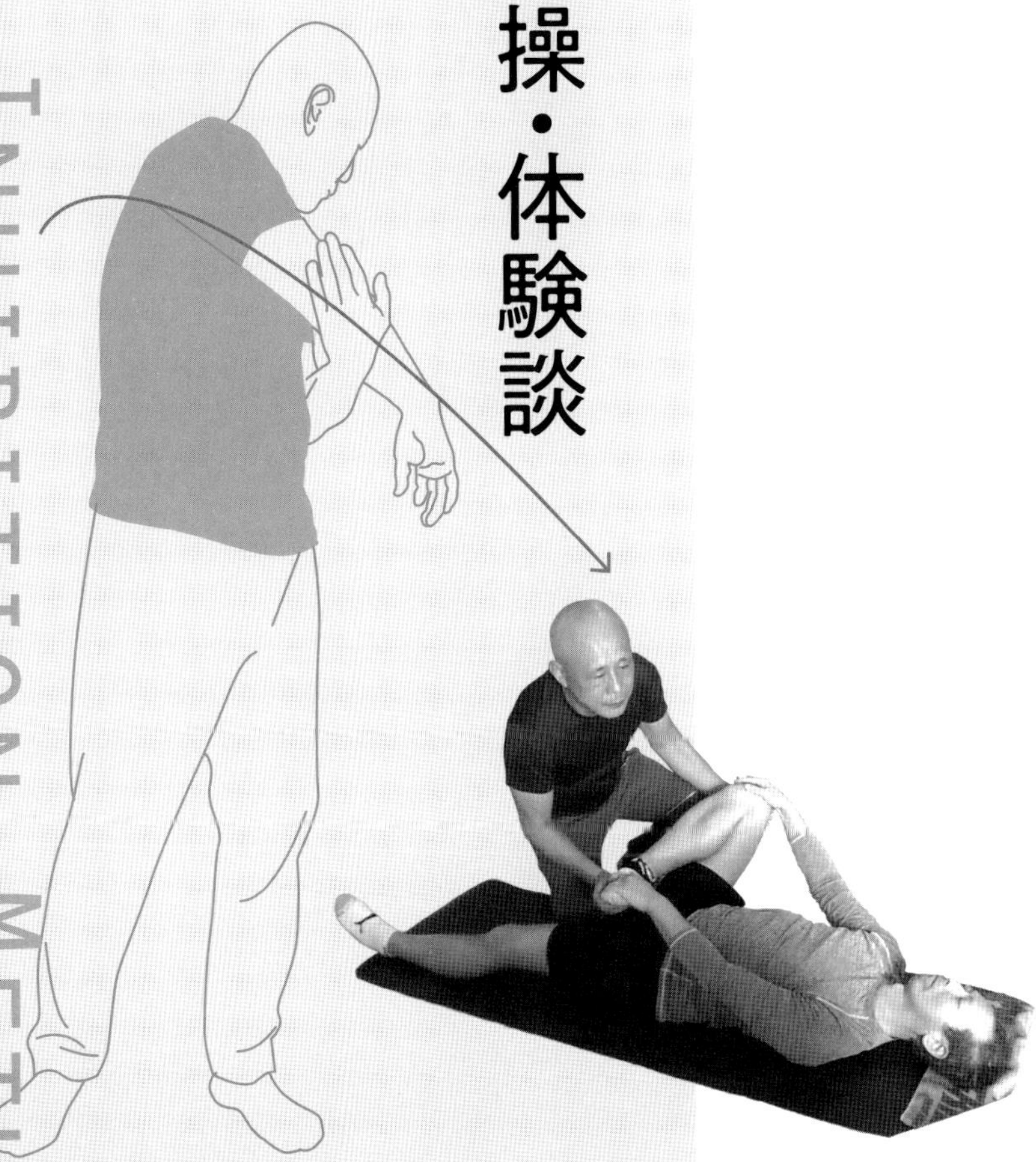

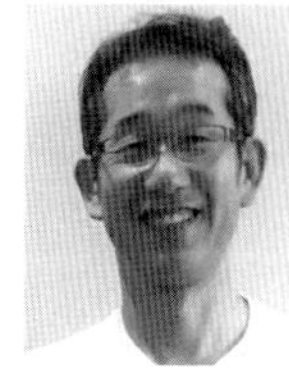

中村 守様　50代　男性　山形県在住

〈症状〉

膝痛・股関節痛・肩こり・頭痛・ぎっくり腰・痛風

　中学生のときに足首を骨折してから、さまざまな症状に悩まされ続けてきました。いつもひざや股関節に痛みや違和感があるだけでなく、疲れてくると肩こりや頭痛に悩まされ、つねに体がだるいという日々でした。また、ぎっくり腰も定期的に起こし、VIM体操を知る1か月前にもひどくなっていました。さらに悪いことに、痛風もひどくなり、左の足首が腫れ上がって足を引きずるようにもなっていました。

　VIM体操を教えていただいたときに、まず驚いたことは、動作をするたびに股関節や肩、肩甲骨の動きがよくなり、痛みがどんどん消えていったことです。しかも体操のポーズは教えてもらったものの、自分だけでよくなるということに信じられない思いでした。

　それに加えて、全身にあった疲労感が消えて体がすっきりし、視界もよくなったように感じました。

　その後、起床時と就寝時に10分ほどのVIM体操を毎日続けました。

　特に私が気持ちよく感じたVIM体操のポーズは、ひざのVIM体操でした。これをすると朝動きの悪かった股関節がすっきりし、良く動くようになるため、楽に歩けるようになりました。しかも腫れていた足首も痛みが引き、普通に歩けるようになっていました。

さらに驚いたのは、全身が柔らかくなっていたことです。小さいころから体が固くて前屈しても両手が床についたことがなかったのですが、簡単に腰が曲がり、両手のひらが床についたのです。おそらくそのことも関係していると思いますが、ぎっくり腰は起こらないし、起こるような気配もありません。

ところで、毎日ＶＩＭ体操をすることで、気づいたことがあります。それは、日々自分の体の感覚が鋭敏になっていることです。ＶＩＭ体操は自分の体に感じる痛みや違和感に対して、痛くないところや気持ちのいいところに体を動かすことだと教えられました。そして、それは体操のときだけでなく、日常生活においても大事なことだと知りました。自分の体の状態に気を配り、それを意識する・しないにかかわらず対応できるように、少しずつできるようになっているように思います。

ＶＩＭ体操をする前に悩んでいたたくさんの症状がすっきりした今でも毎朝、毎晩の体操を楽しみにするようになりました。

そうすることで、今後の自分の人生がますます楽しくなると思えるようになりました。ひとりでも多くの人にこのＶＩＭ体操を知ってもらい、同じように痛みや生活の辛さを忘れていただきたいものです。

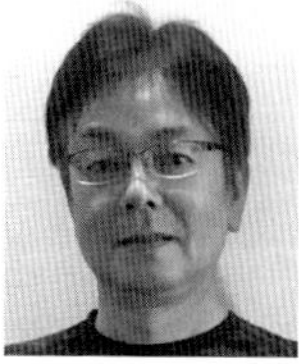

藤田利政様　50代　男性　千葉県在住

〈症状〉

腰痛・股関節痛・足のしびれ・肩甲骨の痛み・腕や手のむくみ

ずっと慢性的な右半身の痛みや違和感があり、仕事にも支障が出ている状態でした。そして好きなゴルフもできず、鬱々とする日々が続いていました。いつも右腰に痛みを抱えていたのですが、歩いていると股関節がロックしたようになり、腰の痛みばかりか足のしびれもひどくなり、歩いていられなくなりました。また仕事の際に同じ姿勢を続けることが多いのですが、肩や背中が固まった感じになり、肩甲骨から腕にかけてむくみが出て、普通の違和感が少しずつひどい痛みに変わっていくことがしょっちゅうありました。

あるとき、この痛みやしびれを自分で治せる方法があると聞き、ＶＩＭ体操を習うことになったのですが、初日に大きな変化があって、その即効性に驚かされました。

痛みはもちろんなのですが、手足にあったしびれがなくなっていたのです。ひどいときには感覚さえも怪しくなるようなしびれだったのですが、まさか体操を1回教えてもらっただけで、こんなに良くなるとは、と感激しました。

ＶＩＭ体操は、朝の出勤前と夜の2回するようにしました。

やり始めてすぐに自分の全身がどんどん変わっていくのを感じ、うれしくて一生懸命おこないました。いつの間にか体操の時間もどんどん伸びていったのですが、ある日、首に違和感がありました。その前日まで感じなかったのですが、なぜだろうと気になっていました。

その後、その原因がわかりました。「がんばって、もっともっとよくなろう」と体操を長い時間やりすぎたようです。ＶＩＭ体操のいちばん大事なことは、リラックスすることだと最初に教わっていたのですが、いつの間にか「もっとやらなきゃ」という気持ちになっていたようです。

私の好きなＶＩＭ体操は椅子に座って腰をひねるポーズですが、無理にひねるのではなく、首や腰、股関節を楽な範囲で動かし、力を抜くのがポイントのようです。

そうして教えられたことを復習しながら、自分で工夫をしていくと、全身がさらに変わっていくのがわかりました。

それから、うまく言えませんが「使っていなかった筋肉が動き出す感覚」がどんどん出てきました。つまり、筋肉の一つずつに力強さが出てきて、生活や仕事が楽にできるようになったのです。痛みがないばかりか、自分が若返ったようなパワーを感じているので、長らく休んでいたゴルフも再開してみようと思っています。今なら飛距離もアップしてスコアが伸びると自信を持つことができました。

時間も場所も取らず、痛みもなく気持ちよく手軽にできるＶＩＭ体操なので、これからも続けていきたいと思います。本当にありがとうございました。

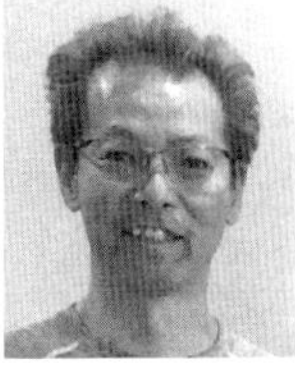

内海利浩様　50代　男性　東京都在住

〈症状〉

かかとの移植による後遺症・肩こり・頭痛・自律神経失調症・大腸がん手術

30年前に大きな交通事故で全身にケガをし、今でもその後遺症で悩んでいました。その事故では、右かかとを損傷し、かかとを移植再生する大手術をしました。また、足首と鎖骨も骨折しました。それ以来足に力が入らず、歩くときや立っているときにふらつきを感じ、全身のバランスが崩れていることを強く感じていました。首や肩にはつねにコリ感があり、頭痛も頻繁に起こっていました。そして、めまいなども含めた自律神経症状が続き、生活の中でもつねに疲労を感じていました。

また、大腸がんが見つかり、手術を受けました。このＶＩＭ体操は2週間の入院後、すぐに体験したのですが、退院直後は体調が悪く、顔色もひどいものでした。ですが、そんな中でもＶＩＭ体操は無理なくできただけではなく、やっていく中で元気になり、力がよみがえってくるのを感じました。

私が特に気に入ったＶＩＭ体操は、仰向けになって両ひざを横に倒すものです。

手術の影響もあって、お腹や腰はパンパンに張っていて、胸も圧迫されるようで息もしにくかったのですが、体操をやっていく中で、お腹や内臓までが緩んで楽になっていくのを感じました。胃腸の重さや内臓全体に感じるいやな感覚は大腸の手術以前にもあって、それはどうにもならないものだと諦めていたのですが、それが薬も飲まずに軽くなり食欲もわいてきたのにはびっくりしました。

初回のＶＩＭ体操では、肩こりが楽になり、目がぱっちり開いたように感じたのですが、それだけでなく姿勢もよくなり、まっすぐに立っていることに気づきました。背中が曲がり、首も前に突き出しトボトボ歩いていたのが、堂々と胸を張って元気よく見えるようになっていたのです。

それから毎日、朝晩に寝ころびながらＶＩＭ体操をしています。その様子はまさに「うだうだ」しているだけのようですが、体への効果は抜群で、特に目覚まし時計が鳴ると同時にベッドの上でおこなうと、１日を快適に過ごすことができるので最高です。これまで目覚めが悪かったのが嘘のようで、体操をすることが日課というより癖になっています。

また日中にも、立ってできるＶＩＭ体操を、仕事の休憩中や昼休みにおこなうと、そのときの疲れが解消されることにも気づきました。

そして日を追うごとに、１日の疲労のたまり具合が減っていき、動ける時間や範囲が広がっていきました。１週間もすると手術や入院の影響もすっかりなくなり、「手術する前より今の方が確実に元気！」と言い切れるようになりました。

交通事故の影響からどんどん悪化していた足の感覚が戻ってきただけでなく、胃腸の働きまでよくなり、ここまで変わるのかと驚いています。

ＶＩＭ体操によって、自分の体と会話することで、もっと健康になれることがわかって、これからの人生が楽しみになってきました。

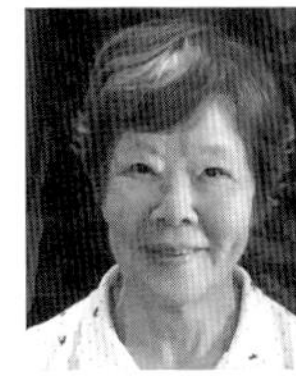

加藤和子様　80代　女性　東京都在住

〈症状〉
変形性股関節症

10年くらい前の70代になったころ、少しずつ左の太ももに痛みを感じ始めたのですが、それが徐々にひどくなり、股関節やひざにつねに痛みがあるようになりました。病院では変形性股関節症と診断され、「手術しか痛みをとる方法はない」というほどまでに追い込まれてしまいました。

特に左の股関節の痛みはひどく、歩くときも足を引きずるように前かがみで歩いていました。それでもなんとか我慢をしながらがんばっていたのですが、それもどこまで持つかということが不安でした。

そんなとき、私の姪がＶＩＭ体操のことを聞き、体験できるように申し込んでくれました。最初は、その体験会場まで行けるかどうか不安だったのですが、姪に付き添われなんとかたどり着くことができました。こんな年寄りでもできるのかとしり込みしていたのですが、体操はまったく難しいものではなく、足の悪い私でも簡単にできました。

そして、動かなかったり曲がらなかったりした股関節やひざが、これまで以上に柔らかく動くようになりました。ただし1回の体験だけでは完全に痛みをとってしまうことはできませんでし

ご購読ありがとうございます。このカードは、小社の今後の出版企画および読者の皆様とのご連絡に役立てたいと思いますので、ご記入の上お送り下さい。

〈本のタイトル〉※必ずご記入下さい

●お買い上げ書店名(　　　　地区　　　　　　書店　)

●本書に関するご感想、小社刊行物についてのご意見

※上記感想をホームページなどでご紹介させていただく場合があります。(諾・否)

●購読新聞	●本書を何でお知りになりましたか	●お買い求めになった動機
1. 朝日 2. 読売 3. 日経 4. 毎日 5. その他 (　　　　)	1. 書店で見て 2. 新聞の広告で (1)朝日 (2)読売 (3)日経 (4)その他 3. 書評で (　　　　紙・誌) 4. 人にすすめられて 5. その他	1. 著者のファン 2. テーマにひかれて 3. 装丁が良い 4. 帯の文章を読んで 5. その他 (　　　　)

●内容	●定価	●装丁
□満足 □普通 □不満足	□安い □普通 □高い	□良い □普通 □悪い

●最近読んで面白かった本　(著者)　　　　(出版社)

(書名)

㈱春秋社　電話 03-3255-9611　FAX 03-3253-1384　振替 00180-6-24861
E-mail:aidokusha@shunjusha.co.jp

郵便はがき

101-0021

お手数ですが切手をお貼りください

千代田区外神田
二丁目十八―六

春秋社

愛読者カード係

＊お送りいただいた個人情報は、書籍の発送および小社のマーケティングに利用させていただきます。

(フリガナ) お名前	(男・女)	歳	ご職業
ご住所 〒			
E-mail		電話	

※新規注文書 ↓(本を新たに注文する場合のみご記入下さい。)

ご注文方法 □書店で受け取り □直送(代金先払い) 担当よりご連絡いたします。

書店名	地区	書名	冊
			冊
取次	この欄は小社で記入します		冊
			冊

たが、ずっと長い時間かかって悪くなってきた足なので、慌てないで教えられたことを毎日するように決めました。

そうすると数日して、腰が伸びていることを家族が教えてくれました。自分では気づかなかったのですが、たしかに腰や背中がまっすぐに伸びていました。そして痛かったはずの股関節や腰、背中などが楽になっていたのです。

ただ教えられたことをすればいいと思っていたのですが、自分の体の変化や感覚にもっと細かく気づく必要性に改めて思い至りました。そうすると歩き方にも変化が出てきました。「お姉さん、歩き方がずいぶんと綺麗になったわね」と妹から言われ、自分だけではなく、周りからもそう見られていることに嬉しさと自信を持ちました。

私がいちばん気に入っているＶＩＭ体操は、うつぶせになって足を曲げる体操です。最初はなかなかできなかったのですが、いちばん楽に力が抜けて、効果もいちばん大きいと思ったからです。今まで習ってきたのは「痛い方を我慢して伸ばす」ことでしたが、このＶＩＭ体操は「痛くない方をやりやすい分だけ伸ばす」というのが衝撃的でした。これなら毎日無理なく続けられるし、私みたいな高齢でも負担なく続けられるので安心です。

「どんどん痛みが増して、しまいには歩けなくなるかも」という不安はすっかり消えて、今ではゴルフの打ちっぱなしでレッスンを受けるまでになりました。趣味を続けられる喜びに加え、痛みから解放されて人生を生きることができ、その先の人生までイメージできるようになりました。

本当にありがとうございました。

第5章
よりよく生きるために

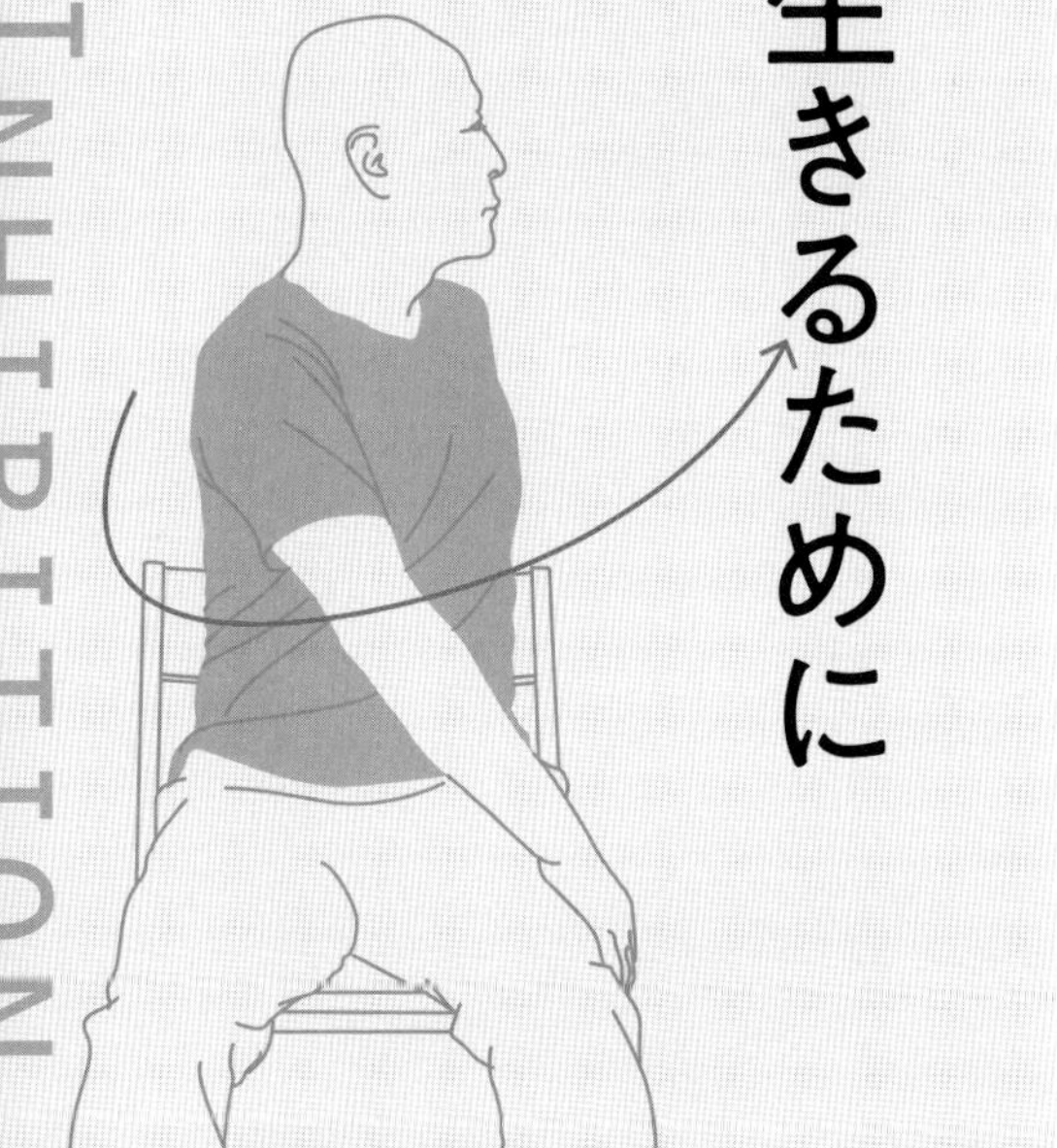

この章では、少し視野を広げて脳や体にまつわる話をしてみたいと思います。ＶＩＭ体操の根底にある理論や背景としての考えにふれることで、ＶＩＭ体操のよさをより深く理解していただくとともに、「よりよく生きる」ためのヒントになれば幸いです。

快感覚と不快感覚を見極める

左右交互に同じ動作をおこない、痛みや違和感のあるほうを避けて、より気持ちがいい方を気持ちのいい範囲で動かすことで、それまであった痛みや違和感が軽減されるＶＩＭ体操の原理は「皮質脊髄路の興奮性の低下」という神経伝達回路の仕組みを追究することによって証明されました。

ここでは、まず脳の持つすごい能力についてふれてみたいと思います。

カエルや魚類などの原始的な脳は、小さくて単純な構造をしています。それに対して人間の脳は、体重に比べて大きく、しわも多く複雑な構造です。といっても、人間の脳も最初から複雑なものとして完成したわけではなく、原始的な脳の上に新しい脳が積みあがった階層の構造をしており、少しずつ進歩してきた跡が脳にも残っているのです。

ところで、快感覚というのは気持ちがいい、うれしい、楽しい、明るい気分、ずっと続けていたいといった感覚のことで、不快感覚というのは、痛い、いやだ、辛い、怖い、もうやめたいといった感覚のことです。

こうして羅列すると、「快」は「プラス＝善」で、「不快」は「マイナス＝悪」というとらえかたをしがちですが、生命にとっては決してそうではないのです。

じつは「不快」はとても重要な感覚です。

原始的な脳では、「不快」を感じる能力が重視されていて、それが生命線を握る鍵となっています。カエルにしてもつねに自分の置かれた環境に気を配り、危険が迫ればそれを察知し遠ざけようとします。「危険」＝怖い、いやだ、逃げたいという感覚です。もしそれがなかったら、危険を避けることができず、照りつける日差しで干からびたり、鳥や他の生き物に簡単に食べられてしまいます。

一方、原始的な脳では、「快」を感じる能力はあまり重要視されていないと考えられています。つまり、うれしいとか楽しいとかいう感情は、生命維持という点ではそれほど関係がないようなのです。

ＶＩＭ体操では、外からの情報をできるだけ遮り、さまざまな感覚の機能を自分の体と心に向けます。いろいろなことを考えたり、感じたりする新しい脳をいったん休憩させて、原始的な脳に活躍してもらうようにしむけるのです。

そうすると、それまで気づかなかった「不快」なものが現れ、さらにそれから逃げる方法も自然と体と心に現れるようになります。そして、そのまま身を任せていると、安心感が広がってくるように感じます。それが、ＶＩＭ体操でいう「快感覚」です。

ところで、人間には発達した新しい脳が古い脳の上にかぶさっていると書きましたが、人間は新しい脳の部分で、「人間らしい喜び」や「おもしろい」「楽しい」という感情を作り出しています。快を感じる能力は、生命維持という面ではあまり役に立たないという言い方をしましたが、それは単に生きるか死ぬかだけを問題にしている場合です。私たちは奇跡的に人間に生まれることができたのですから、「人間として生きる喜び」を味わいたいものです。

そのため、生死が問われるレベルではとかく肩身の狭い新しい脳ですが、十分にその可能性を発揮し、よりよい人生のために活躍してほしいと思います。

脳の機能回復について

私が治療をしているとき、体を触っているようで、じつはいつも「脳」を触るような意識でおこなっています。この動きが脳にどう働きかけて、どういう反応を引き出しているのかをつねに考えているのです。

スポーツ選手の指導をしているときも、筋肉の動きを見ているようで、じつは脳の反応や反射というものをつねに意識しています。筋力やバランス能力、瞬発力などもすべてが脳をはじめとした神経系によっているものだからです。

それくらい大事な脳や神経ですが、それらは血液により栄養素や酸素を供給されて、生きているものです。もしそれが何らかの影響で途切れれば、たちまち機能を失ってしまいます。脳血管障害での麻痺症状などがその典型で、後遺症に苦しまれている方がたくさんいらっしゃいます。

しかし、その機能が回復する可能性があります。

回復の過程は、おおまかに2つに分けて考えられています。

1つには医療的処置によって回復を促すもの。腫瘍や出血による圧迫を取り除くとか、薬で炎症を抑えるといったことです。それによって、早期に対処すれば一時的にひどい失語症になったとしても、次の日に回復することもあります。

2つめには、医療的処置以外のもの。これにはさらに3つあります。

①脳の壊れた機能を別の部分が引き受けて代行してくれるというもの。たとえば、左脳の言語中枢が破壊されたときに、右脳がその機能を果たしたり、または、左脳の障害を受けた部分の周りが代償行為をおこなったりといったことです。

②障害を受けた部分と関係しているところが、障害を受けていなくても機能が低下する場合があって、それを訓練によって回復させられるというもの。

③神経機構そのものを再編成してしまって、機能を回復させるというもの。つまり、新しいルートの神経の伝達路、ニューロンを作り出してしまうというもの。

人間の脳は、どうにかして「正常に生きよう!!」としています。損傷を負ったり、一部が破壊されても、絶対にあきらめず、なんとかがんばろうとしているのです。

きちんとした治療を受けたり、リハビリをおこなったりすれば、必ず活路は拓かれます。それを妨げるのは、自分自身の「弱い意志」なのかもしれません。病気だけではなく、生きていく中ではたくさんの困難が次々と襲ってきます。しかし、その困難やストレスにいちいち負けてしまっては生きていけません。というよりもむしろ、人間は困難やストレスなしでは生きていけないのです。

ストレスの元をストレッサーといいますが、それは仕事や家庭などで一般的に言われるストレスとは違い、体にかかる刺激や環境の変化などを意味し、それに適応するために人間は少しずつ進化してきたとも言われています。

身近な例では、乗り物酔いを克服するには、乗り物に乗り続けることです。風邪をひかない体を手に入れるには、寒い中で裸になって乾布摩擦をすればいいのです。もちろん、適応するためには、少しずつ計画的におこなうことが必要ですが。

脳も同じです。脳も困難やストレスにさらすことで、「ストレス耐性」という耐える力が高まるのです。はじめのうちはきつくても、困難な状況に置かれているうちにやがて克服できるようになっていき、そのうち、なぜそんなことがストレスだったのかも忘れてしまいます。

ストレスを乗り越えるのに大事なのは、いつか「強くなる」という希望と確信かもしれません。間違いなくいちばん頼りになるのは、「自分自身の人間としての生命力」です。考えすぎないで、「命のおもむくまま」生きてみるのがいいと思います。それが、38億年続いてきた、あなたの体にも宿っている生命体からの熱きメッセージなのです。

小脳の役割

老若男女問わず、多くの人が日ごろから歩いたり走ったり、いろいろな運動を楽しんでいます。しかし、単に筋肉や心肺能力を鍛えるという目的だけではなく、違う視点で運動をとらえてみると、その効果が倍増するかもしれません。

じつは運動能力を高めたり、運動の機能を高めようと思ったときには、筋肉や骨格の知識に加えて、脳に関しての知識も必要になります。

まず、大脳にある運動野や運動連合野。ここが運動の指示を全身に出すのですが、その運動指令を具体的に筋肉に伝え、複雑な協調運動を司る、運動脳ともいわれる「小脳」にスポットを当ててみましょう。

というのも、以前、世界レベルのサッカー選手たちに「閉眼片足立ち」をしてもらっているとき、筋肉量は多いのに、バランスがうまくとれない人が多いことに気がつきました。本来、体を支えるのには筋肉は必要不可欠で、それが多いほど安定性が増すと考えがちです。でも、実際にはそうではありません。じつは脳の問題で、特に小脳の働きが重要なのです。

皆さんが「脳」としてイメージするのはまずは「大脳」ですが、「小脳」というのは、その下のほうに両サイドに分かれたようにしてついている部分です。体積自体は大脳の10分の1ほどしかないのですが、しわが非常に多くて、折りたたまれた状態のものを平面に伸ばしたときの表面積は大脳の75％程度になります。つまり、大脳に負けず劣らず複雑で精密な働きが可能なのです。

小脳の働きは、平衡感覚の中枢として体のバランスを保ったり、意識しておこなう随意運動の調整をしたりすることが知られています。たとえば、ゆれるバスや電車の中でも立っていられるのは小脳のおかげです。耳にある感覚器から情報を受けて、眼球運動と平衡運動に関する指令を出すのです。また、階段をのぼるときに、「のぼれ」という大脳の指示を受けて、実際に細かい運動を調節するのが小脳の役割です。手足を交互に出す、階段の高さにあわせて足を踏み出す、後ろに倒れないように重心を保つなど、細かい計算を瞬時におこない、実際に行動に移す能力はとてもすばらしいものです。

この小脳を鍛えることで、速い動きのスポーツでも、いちいち大脳からの指示を待たなくても、瞬時に判断しておこなうことができるようになるのです。

ところで、この「小脳」の記憶方法が「大脳」とは逆だということについてはあまり知られていません。

「大脳」は〝長期増強〟といって、いわば足し算的に記憶を蓄積しますが、それに対して「小脳」は〝長期抑制〟といって引き算的に記憶するという特徴があります。

どういうことかというと、自転車に初めて乗ったときのことを思い出してください。自転車にまたがっておそるおそる両足を離しましたが、両肩や両ひじ、そして全身に力が入りすぎて、バランスを取るどころではなく、すぐに右や左に倒れてしまいました。でも徐々に無駄な力や、無駄な動きが少なくなっていき、次第にリラックスして、力を入れていないのに倒れなくなりました。すなわち、これが「長期抑制」ということなのです。少し難しい内容になりますが、もう少しお付き合いください。

小脳の神経回路には、運動をおこなうための運動回路と、間違った動きを知らせるためのエラー回路があるのですが、どちらもプルキンエ細胞という神経細胞によってシナプスに結合されています。そして、プルキンエ細胞には、複数の運動回路が接続されているのですが、間違った動きをした場合、エラー回路から信号が伝達されて、プルキンエ細胞に、その動きが間違っていることを知らせるのです。

そうすると、プルキンエ細胞はその間違った信号を受け取らなくなるのです。

そして同じ動きをより正確に繰り返すことによって、正しい動きを伝える回路からしか信号を受け取らなくなるのです。これが引き算的に記憶するということです。

自転車に乗ることとは、その動きが正しいか間違っているかをプルキンエ細胞も比較的容易に判断し、記憶しやすいので、一度乗れるようになった自転車には、何十年も乗っていなくても、練習なしで乗れるというわけです。

しかし、たとえばランニングなどの「走る」といった動きは、間違った動きをしているという認識を持ちにくいため、小脳も明確な判断ができず、無駄な（間違った）走り方をそのまま身につけている方が少なくありません。そのため、簡単な動きほど、正しい動きを身につけるための繰り返し練習が必要なのです。

歩くこと、走ることのような単純な動きこそ、正しい知識と経験を有した指導者に教えてもらうことによって、ひざや股関節を痛めないですみます。

ランニング以外でも、もちろん、その競技にあわせたトレーニングの繰り返し練習が効果を発揮します。この方法は、ゴルフには……野球には……マラソンには……など、さまざまな競技に特化したかたちでの小脳鍛錬作戦があります。一般的にはまだ知られていないこれらの作戦は、じつは神経麻痺患者の方々にもとても適していることがわかっています。ぜひご自分の課題にあわせたかたちで、小脳を鍛えてもらいたいものです。

ミラーニューロンが人類を進歩させてきた

他の選手のすごいプレーを数多く見なさい、とつねづね、私は選手に言い続けています。生ですごい選手のプレーを見られれば最高ですが、たとえビデオでも、何度も繰り返し見ることによって、自分のプレーが上達するのです。

理論的裏づけとなるのが、ミラーニューロンです。ミラーとは鏡、ニューロンとは神経細胞のこと。相手のしぐさや動作を鏡に映したように、自分の動作に重ねて表現する神経細胞のことです。

このミラーニューロンが発見された経緯が実におもしろいのです。あるとき、チンパンジーの脳に電極をつけて実験をしていたときのこと。休憩時間に、研究者たちがアイスクリームを食べているると、チンパンジーの脳内の、物を食べるときに反応するニューロンが働いたのです。つまり、チンパンジー自身は何も食べていないのに、チンパンジーの脳は「あたかも食べている」ような反応をしたのです。それを分析すると、人間も「他人がしていることを見る」ことで、あたかも「自分がしている」かのような感覚になることがわかったのです。

そして、スポーツ選手も、一流の選手の動きをただ見るだけで、たとえ体はピクリとも動かさなかったとしても、その選手と同じ活動をしているかのように、活発に脳から筋肉に信号が送られているということがわかったのです。

つまり、見るだけで運動能力がアップすることがあるのです。しかもイメージするだけで、筋肉に刺激が伝わることもわかっているので、イメージトレーニングをいかにおこなうかが、とても重要になるというわけです。

ところで、スポーツ選手ではない方にとって、ミラーニューロンはどのような可能性をもたらすのでしょうか。それは、簡単にいうと、「見たことを、見たままにできる（可能性がある）」「思ったことは、思ったとおりになる（可能性がある）」ということです。

イメージをすることで、脳は「疑似体験」をします。まだ実現していないことでも、「喜び」や「悲しみ」を体験することができます。そして、その体験どおりになるように脳が全身に指示を出すのです。それが自分にとって善だろうが悪だろうが、かまわず実現させようとするのです。この考えからすると、日々目にすることが、いかに大切かということがおわかりいただけると思います。

それに加えて、スポーツに限らず、日ごろから意識する、憧れのような存在を持つことが重要です。その存在をつねに意識することで、そのイメージを自分の中に植えつけることができるからです。つまり、憧れている存在の人の能力が自分自身の能力に反映され、その能力そのものが身につくことにつながるのです。

ただし、あまりにも自分とかけ離れた存在をイメージしても、自分への見返りは少ないと思ってください。ミラーニューロンの特徴としては、「自分が通常おこなうことと同じだ」と感じることで、「自分でしているかのように思える」ことが大事なのです。「ミラー」はありのままの自分を映すのであって、拡大鏡の役割はないのです。

そのため、目標とする選手や憧れの人は、自分の少し前を歩んでいる人たちを意識することが大事なようです。いきなり手の届かない人を目指さず、一歩一歩進化していきましょう。

受容器という情報の発信源

脳をはじめとした中枢神経は「感覚受容器《かんかくじゅようき》」という体の情報機関によって支えられています。脳といえども、莫大な情報なしでは、何も活動ができないのです。

そして、その情報の善し悪しが、体全体のコントロールの善し悪しにつながります。いかにして正しい情報を速やかに流通させることができるかが、人間の健康を左右することになるとも言えます。

ではその「感覚」について詳しく見てきましょう。「感覚」は３つのカテゴリーに分けることができます。

①特殊感覚：視覚　聴覚　味覚　嗅覚　平衡感覚
②体性感覚：触覚　圧覚　温覚　冷覚　皮膚痛覚　位置覚　振動覚　深部痛覚など
③内臓感覚：臓器感覚　臓器痛覚

①の特殊感覚は、もっともわかりやすく馴染みのあるものです。見る、聞く、味わう、嗅ぐという身の回りの情報を素早く集めることに適しています。そして平衡感覚もこれに含まれますが、これが正常に働かなければまっすぐに立つことや歩くことさえできなくなります。

②の体性感覚は、触った、押された、温かい、冷たい、痛いなどの感覚を脳に伝える役割をしています。それによって体温調節をおこなったり、感じた痛みから逃げることで体を守ることができるのです。

また位置覚というのは、手や足がどの位置にあるかなども判断する情報で、それが働かないと体の細やかな動きもできなくなります。

③は、内臓にも感覚器があり、満腹になったことを教えたり、異常があることを伝えたりする役割を持っています。

詳細な説明はできませんが、もしこれらの感覚がひとつでも欠けていると、体は大きな打撃を受けることになります。また欠けていなくても感覚が鈍くなっているだけで、体は危険な状態に追い込まれます。

たとえば、もっとも原始的な感覚といわれる嗅覚について考えてみます。嗅覚とは臭いの情報を察知し脳にその情報を送る役割をしています。もしその嗅覚がなければ、私たちは食べ物が腐っていても臭いで判断できません。またガス漏れなどの危険が迫っていても同様です。私たちは、基本的に自分の身に安全なものはいい「匂い」として判断し、危険で有害なものは「臭い」として嫌悪するようになっています。そして他の感覚についても同様のことが言えます。触覚や皮膚痛覚は、安全で自分の体にとって善と判断すれば「安心」「気持ちがいい」という感覚を脳に送り、悪と判断すれば「痛い」や「気持ち悪い」という情報を送ります。

すべての感覚は、基本的にそのような「快」と「不快」の感覚で分けることができ、自分の体を守り、よりよくすることに役立っているのです。

もちろん、その両方に当てはまらない中間の感覚も存在しますが、常日頃から自分の感覚に注意を払い、自分の体がどの状態に置かれているかを判断することで、中間の感覚が少なくなり、「快」「不快」によって自分の体の状態をよりよく保つことができるようになります。

不安は喜びの種

人間に極めて近いといわれるサルでおこなったある実験があります。実験装置は、ランプがつくと餌が出るようにしたものです。はじめは、餌をもらえるとき、サルの脳内で一部の神経が活発に反応していました。しかし、それは最初のうちだけで、ランプがつけば餌がもらえるという関係に気づくと、その神経はやがて働かなくなりました。

その神経というのは、「ドーパミンニューロン」という、快楽を生み出す細胞です。

最初のうちは、突然もらえた餌は、快楽（ものすごい喜び）の対象でした。でも、餌を見るまでもなく、ランプが点灯すれば自然と餌が出てくるようになると、「ドーパミンニューロン」は働かなくなったのです。つまり、「快楽＝喜び」に代わって、「当然」という意識が勝るようになったのです。

これは、わざわざこんな実験のことを持ち出さなくても、誰にでも経験のあることではないでしょうか。最初、彼（彼女）と会うだけで嬉しく、あれだけ「ドーパミンニューロン」を刺激していたのに、今では、そばにいることが当然で、空気のような存在になってしまったとは、よくある話です。最初のころの感動や喜びが、「当然」となることで少しずつ薄れていくのは、気持ちが冷めるというより、脳の作用だったようです。

では、いつまでも新鮮な感覚でいるためにはどうすればいいのでしょう。さらにサルの実験の話を続けましょう。

先ほどの「ドーパミンニューロン」が働かなくなったサルに、今度はランプと餌の関係をぐちゃぐちゃにして、もらえるかどうかわからなくしました。餌がもらえる確率は50％です。ランプがついてももらえるかどうかわからない状態になったサルは、餌をもらえたときに「ドーパミンニューロン」がふたたび働きはじめました。つまり、もう一度喜ぶことができるようになったのです。

たとえば、オリンピックを頂点としたスポーツイベントがつねに世界中を歓喜の渦にまきこみ、世界中の人たちの「ドーパミンニューロン」を刺激するのは、「勝ってほしいけど、勝つかどうかはわからない」という「不安」と「期待」が入り混じっているからにほかなりません。仮にこれが、まったく勝つことを期待してない「あきらめ」状態だったら、逆にそこまで「ドーパミンニューロン」は働かないようなのです。

脳の大切な栄養素のひとつは「不安」なのです。不安があるからこそ、喜びがあり、社会性も維持されるようです。逆に、「期待しすぎる」「当たり前」は、喜びを打ち消してしまいます。

今の時代、不確定なことが多く、「不安」が大手を振ってのさばっています。しかし、そんな時代だからこそ、喜びの多い時代にできる可能性が大きいのです。

今、不安なあなたは、「喜びの種」という大事な宝物を持っています。その種を大きな木に育てられることを信じて生きていけるといいですね。

脳内ホルモンをコントロールする

誰しも、自分の心や感情を自由自在にコントロールできたら、どんなによいかと思いますね。でも、それもある程度ならば可能かもしれません。まずは心の変化が脳内のホルモンに作用されることについて理解してみましょう。

脳から放出される有名なホルモンには次のようなものがあります。

●ドーパミン……快楽ホルモンとも呼ばれ、主に嬉しいときや楽しいときに出ますが、緊張したときにも出ます。お金や地位を得たときなど、報奨を得られたときに出やすく、依存性もあります。

●メラトニン……暗くなると出る、睡眠に関するホルモンです。生命力や寿命などに関係すると言われています。

●セロトニン……気分を落ち着かせ、安定させるときに働くホルモンとして知られ、うつ病はセロトニン欠乏によって起こると言われています。

●β-エンドルフィン……モルヒネに似た作用があり、脳内麻薬とも言われています。痛みや苦しさを緩和させてくれ、ランナーが走っているときに気持ちよく感じる「ランナーズ・ハイ」の元でもあります。

●ノルアドレナリン……ストレスホルモンのひとつで、怒りのホルモンと言われる性質も持っています。

●アセチルコリン……記憶や学習に関わり、やる気を出させるホルモンです。

他にも、ギャバやグルタミン酸などアミノ酸として知られるものもあります。

これらの名前は覚える必要はありませんが、ホルモンと心や感情が切っても切れない関係にあることは、おわかりいただけたと思います。

ということは、さまざまな感情ややる気などは「脳内ホルモン」の作用だと割り切ってしまうと、いちいち振り回されなくなるかもしれません。

ただ、恋愛の初期には快楽ホルモンのドーパミンがあふれ出ていたけれど、そのうちにドーパミンの量が徐々に減っていき、やがてストレスホルモンのノルアドレナリンがわき出るようになるのは仕方ないことなのだと諦める、というようなことはやめましょう(笑)。

しかし、こうした脳内ホルモンを自分でコントロールできるとしたらどうでしょうか。

たとえば、β-エンドルフィンはゆっくり走っているときに出すことができるようになります。これが出ると、いつまでも走り続けたいという感覚になるのです。β-エンドルフィンは体だけではなく、心もすっきりさせる作用があるので、もやもやしたときには積極的にゆっくりとしたランニングをおこなうようにすればいいのです。

同様に勉強や仕事で行き詰まったときに、瞑想や気功をして、セロトニンを体中に行き渡らせることも有効です。逆に怒りでノルアドレナリンがあふれてきたときには、呼吸を落ち着けてセロトニンが出るようにしたり、さらに筋肉をほぐしたり、緩めたりしながら抑制性の神経伝達物質であるギャバが出るようにすれば効果的です。

実際に効果的に自分で脳内ホルモンをコントロールできるかどうかは、経験や程度によりますが、少なくとも、自分の感情を客観的に分析しようとするだけで、脳内ホルモンの出方が変わるようです。

進化の是非

ハマグリなどの貝類は人間によって生きながら火あぶりにされます。そして、熱さに耐えられずに殻を開けると、食べられてしまいます。幸いにもハマグリの脳は小さいので、死への恐怖はあまり感じずに済んでいるようですが、本当のことはわかりません。じつは砂の中で気持ちの良い夢を見ているときに、潮干狩りで人間に狩られ、恐怖の末に死んでいったのかもしれません。

ハマグリにももちろん心臓はあります。しかし構造は人間とはかなり違います。ハマグリの心臓と思われる場所は、１本の管の内部がパコパコと動いているだけで、中の体液を体中に吐き出す役割をしています。単純な仕組みゆえに心臓には弁もないのですから、人間でいう「弁膜症」といった病気にはならなくて済みます。また、心臓のつくりが単純だと、持久力はありません。長距離を泳ぐハマグリなんて聞いたこともないですし、せいぜいが砂の中にもぐるだけなので、最大酸素摂取量は少なすぎて測れないでしょう。（笑）

冗談はさておき、進化の過程で少しずつ心臓は複雑になっていきます。魚ではパコパコする部分が２つになり、陸上動物に進化して３つのパコパコする部分ができます。これはエラ呼吸から肺呼吸になることによって、肺への血液流入をスムーズにするためです。そして、鳥類や哺乳類など遠くに移動するようになると、ようやくパコパコする部分が４つになります。つまり人間のように心室が２個に心房が２個となるのです。これによって全身の血液をよりスムーズに流し、長時間の動作を繰り返しても疲れにくくなったのです。

このように、心臓は進化の過程でより複雑になり、より活動がスムーズになりました。しかし、ハマグリにはなかった心臓病がのちに出てきたように、進化に伴って生じる病気の問題も複雑になってきたのです。進化することは、一概にいいことばかりではないようです。

脳についても同様です。少なくともハマグリより人間の苦悩の方が大きいと思われます。人間は物事を複雑に考えて、ちょっとしたことで悩んでしまいます。

頭が良すぎることって、けっこう不便なことだと思います。時々ハマグリのように「無心」になってみることも必要ではないでしょうか。無心を無脳（無能）と言い換えてもいいかもしれません。「禅」の先人たちの少なからずは、そうして自分を捨てて「悟り」を得たように思います。達人は人間の進化した脳が作り出す煩悩から脱することを解脱と呼んだのかもしれませんね。

トレーニングにも人生にも不可欠なもの

昔、私が育ったような農業中心の田舎では、冬になると大人は、今よりももう少し休んでいたような気がします。クマの冬眠とまではいきませんが、来るべき春からの繁忙に備えていたように思うのです。少なくとも私たちのようなハナタレ小僧は、晴れた日には雪の中で遊び、吹雪のときにはおとなしくコタツで丸まっていた思い出があります。

どうも人間にはそういう「お休みの期間」が必要で、その休みをきちんととれるかどうかで、人生の質も変わってくるようなのです。

それをトレーニング用語では「インターバル・トレーニング」と呼んでいます。このインターバルとは「間」や「休憩」という意味で使いますが、一流の選手は必ずおこなっていると言えるほど、効果的で効率的な方法なのです。そして、このインターバルという休憩は、短すぎても長すぎても駄目です。つまり、最適なインターバル＝「お休み」時間があるのです。

たとえば、筋肉を大きくするためには、男性ホルモンの「テストステロン」と「成長ホルモン」の両方が体には必要ですが、ひたすら体を追い込むようなトレーニングをしていても、筋肉は期待したほど大きくなりません。そのふたつのホルモンの増加具合をトレーニングの強度とインターバル時間で比較した実験についてお話ししましょう。

主要な筋肉群を対象にした8種類のトレーニングを、

①5回しかできない負荷でおこない、3分間のインターバル（休憩）をとる

②10回できる負荷でおこない、1分間のインターバル（休憩）をとる

という2通りのやり方でおこないました。

どちらもきついトレーニングですが、①はとてもきついことを短時間がんばり、休みは長めに。②は少し軽めを長時間がんばって、休息は短めに取ったのです。

その結果、①では血中のテストステロンが20％増加しました。それに対して②は60％増加しました。そして成長ホルモンは①ではほとんど増加せず、②では著しく増加しました。

どちらも②に軍配が上がるという結果になったのです。

もちろん、上記の実験は限られた条件の下でおこなっているので、すべての方にそのままあてはまるものではありませんが、トレーニングだけではなく、その他の多くの「真理」を教えてくれます。

ところで、われわれ人間の本能は怠け者なのかもしれません。人間は進化と発展をして生き残ってきたということもあり、ものすごくまじめで勤勉であるかのようなイメージがありますが、じつは「現状維持」を得意とする生物だと言われています。つまり進化は、少しずつ環境に適応し

ただけのことで、厳しい努力を積み重ねた結果ではないようなのです。

人にはそれぞれ性格や個性があるので一概には言えませんが、長い人類の歴史を見ると、一気にがんばって長い間休んでしまうより、少しずつできることを長く続けて、そしてちょっと休みを挟んでまた働き出す、という方が向いているようなのです。つまり、その方が人間の自然の生理にあっているのです。

そして、ここでもっと大切なことは、効果的に休息をとることです。これをしないと、すぐに体も心も衰えてしまいます。人間の体は、いつもがんばりすぎていると、それ以上無理するなとストップをかけるようにできています。それは、疲労感であったり、脱力感であったり、無気力感であったり……、つまり「休みなさい」「ペースを落としなさい」というサインが出るのです。それを「もっと気力を振り絞って」とか「がんばらないと……」と思いすぎると、「体と心の分離」が始まってしまうのです。自分で前進しているつもりでも、破滅と破壊への道をまっしぐらに進むことになるのです。がんばることは誰にでもできることなのかもしれません。しかし、上手に休むことができる人は案外少ないような気がします。

「人の一生は重荷を負《をひ》て遠き道をゆくがごとし　いそぐべからず　不自由を常とおもへば不足なし」

徳川家康、63歳のときの言葉と言われています。人生は、歩んでみてようやくわかることが多いものです。75歳まで生きた家康ですが、彼のこの言葉は、人生はいろんな辛いことがあるよ、という意味で一般的には知られています。しかし家康が本当に言いたかったのは、そんな大変な人生だからこそ「急ぐ必要はありませんよ」ということではないでしょうか。重くてどうしようもなく息が切れてきたら、ひと休みして呼吸を整えなさい。不自由で苦しみの方が多いかもしれないが、それが普通なのです。心に余裕を持ちましょうね、と言っているようです。

さらに家康の言葉は、「勝事《かつこと》ばかり知《しり》てまくる事をしらざれば害其身《がいそのみ》にいたる　おのれを責《せめ》て人をせむるな　及ばざるは過《すぎ》たるよりまされり」と続きます。

これは、「勝つことばかりを知っていて、負けることを知らなければ、いつか大きな害がその身に襲いかかるよ」と言っているのです。

勝ち続けるために努力することは必要です。しかし、小さな失敗や、小さな負けを常日頃からしておくことも必要です。何事にも１００点満点をめざしていると、いつかは擦り切れてしまいます。５割勝って５割負けるくらいがちょうどいいのかもしれません。時々１００％完敗！ということもありますが、それは自分のせいであって、誰のせいでもありません。多少負け越していてもそれはそれで楽しいもの、という余裕が必要なんですね。

疲れ切る前に、ちょっとだけ休もうかなという心がけがよいのかもしれません。そうすれば人生においてもますます元気で楽しい日々を送れるのだと思います。

練習は限界を超えてから始まる

スポーツ選手が二流と一流、そして超一流に分かれる分岐点があります。

それは才能です。……と言っては身もふたもありませんが、単に運動能力の才能を指しているわけではありません。練習の中で、いかにして自分の持っている能力を１００％近く出し切れるかという才能です。

スポーツ選手は、当たり前ですが毎日のように練習します。その練習は1週間や1か月単位で強度を決めて、きつい日や、休みに近いようなリカバリーの日を順に設けます。そして、一流や超一流の人は、そのメリハリがとても上手なのです。追い込むときには徹底して追い込み、休むときには体はもちろん、気持ちも完全にリフレッシュさせます。それに比べて一流まで到達できない選手たちは、つねにがんばっているように見えます。しかし、それは中途半端ながんばりにすぎないことが多いようです。

人間はもともと、自分の体を壊さないようにできています。それ以上がんばると壊れてしまうかもしれないというところでやめるストッパーのようなものを持っているのです。しかもそのストッパーは、人それぞれで違い、二流から抜け出せない選手を見ていると、かなり低いレベルでストップをかけています。

それに比べて、超一流に近い選手ほど、ストップがかかるレベルは高くなっています。私が見ていても、それ以上やったら壊れるかもしれないと思うほどの強度で続けます。いわゆるストッパーをはずしたように見え、練習においても火事場の馬鹿力を自由に発揮しているのです。そして、リカバリーも神経質なほどこだわります。食事も睡眠も、生活全般にわたって回復に全力で取り組みます。全力で休むという感覚は一般的にはわかりにくいかもしれませんが、それくらいの注意力がリカバリーにも必要だということです。だからこそ、定期的にストッパーを外しても壊れず、その分、信じられないような速度で成長していけるのです。

練習でできないことは試合ではできないと言われます。普段から追い込むことができない人は、試合でも限界を超えたような活躍はできません。スポーツで本当に活躍している選手の陰には、緻密で大胆な練習があるということを知っておくと、さらにスポーツ観戦が楽しくなると思います。

ところで、一般の方は絶対に限界まで追い込むような生活をしてはいけません。日常生活を送るうえで、メリハリがあると人生が楽しく有意義に過ごせるという程度に考えておきましょう。日常生活や仕事においては、決してストッパーを外してはいけないのです。

限りがあるからこそ

人は無限の命を望みます。少なくとも古代の人たちは、永遠の命と死からの復活を願いました。私自身も「死」と「死の意味すること」を真剣に考えさせられたことが３度ありました。１度目は「大英博物館」でミイラを見たとき、２度目は父親の死に直面したとき、３度目は大学院で解剖実習をしたときです。そのほかにも、何度も死にそうな目にも遭ったのですが、人生を変えるほどの強い想いを抱いたのは、この３度に限られます。

その都度の感じ方はそれぞれまったく別のものですが、「ミイラ」は人間の生に対する執着、「父親の死」に対しては子供としての後悔、「解剖されている遺体」に対しては無常と感謝の気持ちがわき起こりました。そのひとつひとつの強烈な想いが、今でも自分の人格の奥底に根付いていると思います。それらの出来事を通じて、生きることと死ぬことの境を求めることは、それ自体が間違ったことではないかと思うようになりました。生きていても死ぬことはあるし、死んでいても生きることはあります。何をもって生きていると言い、何をもって死んだと言うのか、生きることが良くて、死ぬことが悪なのかと自問自答が続きました。今でも結論は出ていませんが、それなりに考えを煮詰めることができました。

まずは、自分自身の寿命を決めることから始めました。そしてその寿命をほどほどの期間に設定しました。そのため今日という日を目一杯、悔いのないように生きようとするようになりました。自分の寿命を決めた日から、毎日が「一生」であるというように思いはじめました。

自分の見るもの、聞くこと、そして会う人、どれをとっても無駄なものはありません。ご飯を作る、食べる、後片付けをする。洗濯をする、洗い物をほす、たんすにしまう。今している日常のひとつひとつが、大事な時間を使ってする大事なことです。

人と会う、感じる、分かち合う……。たとえ分かり合えなくとも、すべて大事なことです。限られた時間だから、この世でできることは、この世でする。この世で感じられることは、この世で感じる。縁がある人とは、しっかり縁を結び、あの世で一緒に楽しめるように。そう考えています。

ただし、今はこの娑婆がおもしろくて仕方がなく、いったん決めた寿命を延ばそうかと考えています。土壇場になってじたばたし始めた感が強いようです。（笑）

見えないことで見えるものがある

ずっと以前、初めてインドを訪れたときのことです。現地でいきなりコンタクトレンズを失くしてしまいました。そのときの視力は０・０１と０・０２の間で、視界はぼやけ、ほとんど見えないに等しいものでした。

自分の不注意ということもあり、さほど気落ちはしませんでしたが、そのまま旅を続けるには相当の勇気が必要でした。足元どころか手元もおぼつかない状態で、しかも初めてのインドです。

当時のインドは今よりはるかに混とんとしていて、何がどうなっているか想像もできない未知の地でした。しかし、帰国するにも空港までの道もわからない始末で、思いきって旅を続けることにしたのです。

もともと行き先も決めていない行きずりの旅なので、とりあえず地元の人が乗っているバスに乗ることにしました。しかし、バスが来るのもぼんやりとしかわかりません。困っていると現地の人が、バスが来たことを教えてくれ、手をとって乗せてくれました。その後、列車の切符を買うときも、見知らぬ誰かが用紙に記入してくれて購入までしてくれました。その後は一事が万事、そういう調子で、結局予定の日まで現地をうろうろすることができました。そして、ほとんど見えないことで、インドの人たちのやさしさを知ることができました。盗難などの治安も不安視される地域でしたが、もちろん、手荷物が盗まれるはずもありませんでした。

しかし、興味深いのは、その後続けて何度か同じ地区を訪れたときのことです。コンタクトレンズをつけた私には、いかに騙してお金をむしり取ろうかと画策する輩《やから》ばかりが寄ってきました。挙句の果ては、実際にだまされて危ないところまで連れていかれる始末です。以前のやさしい人たちはどこに行ってしまったの？　という気持ちでいっぱいになりましたが、決してインドを嫌いにはなれませんでした。その理由を私は知っていたからです。

視力がほとんどないときは、心でさまざまなものを見ました。インドの人たちのやさしい心に触れることができました。不安に思うことは何もなく、すっかり心を許していられました。だからこそ、みんながやさしくしてくれたのです。

その後訪れた私は、目がよく見えた代わりに、インドの人たちの外面ばかりを見てしまったようです。だから、彼らには私は観光客として、ただのカモにしか見えなかったのでしょう。

じつは今でも、コンタクトもメガネも外して生活することがあります。見えないものを見て、感じられないことが感じられるからです。不自由は自由を手に入れるための手段なのではとしばしば思います。

自然に生きる

「飢え来らば飯を喫し　困じ来らば即ち眠る」

お腹がすいたらご飯を食べて、疲れたならすぐに寝ればいい。当たり前のことですが、その当たり前のことを人に諭しているのが、この「禅語」です。ずいぶん昔の中国の言葉ですが、そのころから当たり前のことが普通にできなかったようで、現代になってから自然に生きることが難しくなったわけではないようです。

人間だけではなく、生命体は「ほぼ完璧な生命維持システム」を備えています。いつもそのことに畏怖を感じるとともに、安心した気持ちにもなるのです。生まれたての赤ん坊は、いきなり肺呼吸ができるようになり、おっぱいの飲み方を習わなくても、上手にのむことができます。カンガルーなどの有袋類は胎児のまま赤ん坊を産みますが、その目も見えず鼻もきかないはずのミミズみたいな胎児が母親の袋の中に移動するのを見たとき、感動すら覚えました。

生命体はそれぞれ「ほぼ完璧」な状態で存在しています。人間においても「ほぼ完璧」なことは間違いないのですが、さまざまな病気や不定愁訴に苦しみ悩むことが少なくありません。これは何故でしょうか。それは、「本来の人間の体が求めていること」と違ったことを体に強いているからだと思うのです。

昔はお腹がすいてもご飯は食べられませんでした。これはこれで自然の生理に反しています。しかし今は、お腹がすいていなくても「時間だから」という理由で食事をします。しかもお腹が満たされたという信号が出ていても、あるだけ食べてしまいます。また、人間は本来、夜は眠るようにできています。しかし、仕事があるから、付き合いがあるから、ゲームをしたいからなどの理由で、本来の生理的リズムを崩してしまいます。そのような、太陽を無視した生活は、体にも心にもストレスとなって現れ、やがて体は「無理な反応」を起こします。たとえば「疲れやすい」「うつの症状」などが起きます。これは体が「休みなさい」、「これ以上、自然を無視した生活はイヤです」と言っているのです。それでも人間は「がんばらなければ」という気持ちでドリンク剤、抗うつ剤などの外部のものに頼り、なおも体に無理をさせようとします。その結果、致命的な病気や故障に結びついていくのです。

「自然に生きること」を妨げる最大の要因は「欲」なのではないかと思います。あれが欲しい、これも欲しいというのは欲です。死にたくない、病気になりたくないというのも欲です。人よりもよく見られたい、人に愛されたいというのも欲です。

欲は、時には「意欲」として善玉に扱われることもあり、一切欲がないと、生きていけません。「生きようとすること」も欲ですから、欲そのものが悪いのではなく、欲の持っている性質に惑わされることがいけないのです。それは「欲には際限がないこと」です。ひとつの欲が満たされれば、次の欲が起こります。しかし、きちんとした生理に基づいた欲を生理の分だけ満たしている限り、なんら支障がおきることはないと思うのです。

「飢え来らば飯を喫し」というのは、お腹が満たされるものを、お腹が満たされる程度に食べるという意味にも受け取れます。そして、お腹がすかなければ食べなくてもいいとも受け取れます。

自然に生きることを、自然にすることを心がけたいものです。

命は平等

「法の下の平等」という素敵な響きを持った言葉があります。しかし、法ができるずっと以前から命は平等ではないでしょうか。「区別」や「差別」が生まれたのは、人間に人間らしい知恵がついたときからで、強いものが弱いものを虐げ、多くのものが少数を支配し、自分や自分たちを優位にするために、他を犠牲にすることが正義と呼ばれてきたようです。「法」もそのうちのひとつで、他者を支配するために支配者が作ったものと考えることもできます。少なくとも近代国家以前の法は、その色合いが強く表れているように思います。

だからこそ、現代に生きる私たちは一律の社会通念に惑わされず、自分の目でモノを見て、自分の意思で判断し、行動することが求められているのです。本当に大切なものが何か、が見失われがちな今だからこそ自分自身で考えることが必要だと思います。

この世の中は、区別や差別であふれかえっているのではないでしょうか。そして、強い方や多数の方に身を置いている人は、そのことについては案外わからないものです。しかし、極めて弱いか、極めて少数の立場に立ったとき、その区別や差別は身にしみてわかるものなのです。「思いやり」とは、人の心に寄り添うことです。素直に自然な形でそれができる人は、区別からも差別からも遠い存在ではないでしょうか。私自身がそういう存在に憧れ、自分の中の区別や差別の概念と戦ってきました。そして、弱く少ない方に身を置いて、その人たちの心に寄り添えるように心がけてきました。自分の治療技術を磨いてきたのも、その気持ちを具現化するためのひとつの方法でした。人の命を自分の命と同じように考えられるようになるまで、私自身の修行はまだまだ続きそうです。

おわりに

私がアメリカで施術のデモンストレーションをおこなうと、「Mr.マッエは魔術師ではないか?」と驚かれることも少なくなかったと「はじめに」で書きました。しかし、それが笑い話で済まなくなったときが突然訪れました。

私の治療法やトレーニング法を海外に広めようと、アメリカ全土のトレーナーの有力者たちを集めたときのこと。セミナーやデモンストレーションを繰り返すと、大きな反響と大げさと思えるほどの称賛を浴びることができました。

しかし、あるひと言で、反響や称賛は落胆へと一変したのです。

「エビデンスを確認したいのですが」

エビデンスとは、この治療法の科学的根拠といった意味です。もちろん、それなりの根拠はあったのですが、学会や医学雑誌で認められているレベルではありませんでした。彼らは、目の前で起こっていることや、自分の体で実際に体験したことに驚きながらも、科学的裏付けが優先だと言い切ったのです。

「これを世界に広めていくには、権威となるものが必要なのです」

そして、返す言葉もなく、がっくりと肩を落として帰国した後、知人のつてを頼って、金沢大学大学院（当時）の藤原勝夫教授の元を訪ねることになりました。教授は、当時は医学系研究科と呼ばれた学部におられ、日本でいちばんの運動生理学博士として知られていたので、ぜひ世界が認めるエビデンスを与えてくださいと懇願しました。

しかし、誰より科学的な論拠を大事にする教授には、私の理論はあまりにも無力で、はじめは鼻にもかけてもらえませんでした。かんたんに論破されながらも食い下がる私に、「では2年間ずっと痛くて上がらない私の腕を動くようにしてくれたら信用しよう」と、教授は途中までしか上がらないみずからの腕を目の前に差し出しました。

しかし、教授の冷たい表情と視線が、驚いたものに変わるまでに要した時間は、1、2分でした。すっと頭上高く上がった自分の手を見つめ、考え込む教授。その緊張感に耐えられず、エビデンスはやっぱり無理かと私が諦めかけたころ、「これは……」とつぶやかれた先生の顔には満面の笑みがたたえられていました。私には、先生がつぶやかれた話の内容や単語の意味はまったく分かりませんでしたが、逆にその難解さに、頼もしさと期待が一気に膨らみました。

そして1年間、学部においての実験を何度も繰り返し、研究チームで論文を仕上げ、藤原教授によって大きな学会で発表されるに至りました。脳の中で何が起こっているのか、まったく予断を許さない実験室での研究から生み出されたエビデンスは、医学や理学療法を専門とする方々からも納得の手応えと賛辞をいただきました。

そして、そこから私の運命が急展開を迎えました。学会での発表の成功で、安心と喜びに満ちていた私に教授が突然に言われたのです。

「これはすごい理論だから、さらに研究を重ねて、自分で論文を書き、自分の名前で世界に向けて発表したらいいよ」

その瞬間に、私の人生の目的は、世界に実技を広げていくことから、自分でその理論をより深く研究することに変わりました。まずは大学院を受験し合格しなければなりません。すでに40代になっていた頭には、英語の医学論文は、エジプトのパピルスに書かれた文字を解読するかのような難解なものに思えました。

それでもどうにか合格し、金沢大学大学院医学系研究科（当時）生となり、研究生活をスタートさせることになりました。藤原教授の指導は厳しく、曖昧な理論や理屈は一切排除されました。何か自分の考えを話すときも、論文や書籍での事前準備は欠かせず、ひとつのことを考える際には100個以上の論文を読むようにと教えられました。そうしてほぼ英文での論文に夢遊病者のようになりながら毎晩取り組みました。

その成果は大学院の修士論文「肩関節周囲筋の意図的抑制後における肩関節最大外転角度の増大と皮質脊髄路の興奮性の低下」として発表しました。

そして、このときに徹底してたたきこまれた習慣が、今の私の思考回路の原点を形作ったのです。

「なぜ？　どうして？　本当に？」

世の中には、こんなにも多くの嘘やいい加減なものが存在するのか、では本物は何なのか、どこにあるのか。ありとあらゆる治療法やトレーニング方法に疑問を持ち、エビデンスや実績の有無に、神経質すぎるほどこだわるようになりました。

その後もさまざまな論文を読みあさりました。それらの中には、真摯な研究者も少なくなく、貴重なエビデンスを提供してくれるものもありました。ただ、優れてはいるものの、個々の研究はそれぞれが独立していることが多く、それらを治療法やトレーニング法の実践につなげることや、理論の体系化にはほど遠いこともわかりました。

その後は、それらの蓄積を元に、自らの実践内容をひとつひとつ丁寧に新しい治療法やトレーニング法としてまとめていくことにしました。実践と理論をどちらも軽視せず、疑問を持つことを恐れず、時間をかけてじっくりと取り組む作業を繰り返し、それをようやく「マツエセラピー」

として体系化したのは、ずっと後のことでした。

健康とはなにか

今の私は、脳卒中で麻痺した方のリハビリをおこなえるようになりました。寝たきりの人たちが再び歩けるように、手伝えるまでになりました。そして、難病と言われている人たちも、私の元を訪れるようにもなりました。私にとってもうれしく、皆さんの驚きと喜びの顔を見ることが大好きで、とてもありがたく思っています。

しかし、そこに至るまでには苦い思い出があります。今でも私の心の奥底に澱《おり》のようにたまっているのです。

それは、私の父が亡くなる直前の、20年以上前のことです。父はガンが見つかったときにはすでに末期と言われる状態に入っており、間もなく死を迎えるだけでした。それでも父に病と闘わせてしまいました。

そのとき、それまでの人生で「辛い」とか「苦しい」などの言葉を一切吐かなかった父から、初めて「嘆き」の言葉を聞きました。「これまで、正直に一生懸命生きてきて、家族や仕事を大事にし、神様や仏様も敬ってきたのに、なんでこんなに苦しい思いをして死なないといけないんや」

鼻には呼吸のためのチューブをさして、すでに閉じることが難しくなった口から、からっ風のようにもれた、最後の切れ切れの言葉でした。私は、それまで父を放ったらかしにしてきた後悔と、今も何もしてやれない無力さに心を押しつぶされて、ただ無言で、父の乾いた口の中を濡れたガーゼで拭いてやることしかできませんでした。

それまで、ターミナルケア（終末期医療）という言葉や内容は聞き及んでいましたが、あくまでも他人事で、自分の身に直接振りかかってきて初めて真剣に考えたときには、すでに遅すぎました。それから数年は､父の言葉が私にとっての「遺言」になり､「人はどのようにして死ぬべきか」ということを考え続けました。それまで、漠然と哲学や宗教学として捉えてきたことが、自分の生活そのものになりました。そして、いつのまにか、それが「いかに死ぬべきか＝いかに生きるべきか」に変わっていったのです。

「人の生は苦しい」とブッダは言いました。たしかにその通りだと思います。しかし、それを受け入れて「生を楽しみ、謳歌する」ことが、生を与えてくれた自然の力に感謝することだと思うようになったのです。その後は、その考え方と、それまで少しずつ身につけてきていた「健康に生きるための技術」とが結びつくのは容易でした。自分の父親にしてやれなかったことを、世界中の人にしてあげようと思い、技術や経験を必死で磨き、今の自分を作ってきました。そして、今強く思っていることは、世界中の人を幸せにするために、まずはひとりひとりを幸せにしよう、ひとりずつ心を込めて治療しようということです。

今後、どれだけの人に関われるかはわかりません。ほんのひと握りに過ぎないかもしれません。それでもひとりひとりにこだわって治療をしていきたいと決めています。

二〇一九年十一月

松栄 勲

全国の治療院・個人トレーナー一覧

北海道・東北

奥谷整骨院
北海道札幌市東区北 14 条東 8 丁目 3-7 Larme N14 1F
011-299-9784
okuyaseikotsuin@ebony.plala.or.jp
http://okuya.sapporocity.info/

よくなる整体院
山形県西村山郡河北町谷地荒町東 1 丁目 5-5
0237-73-5188
info@yokunaruseitaiin.com
https://www.yokunaruseitaiin.com/

関東

未来堂整体院（併設みらい整骨院）
茨城県土浦市東崎町 11-30　内田ビル 102
029-825-8088
miraidou2015@gmail.com
https://www.do-future.com/

からだ回復センター宇都宮整体
栃木県宇都宮市今泉 3-11-7
028-621-9170
itami@yokusuru.net
http://yokusuru.net/

前橋リバース鍼灸整骨院
群馬県前橋市石倉町 1-13-6- 東号室
027-251-8101
info@maebashi-seitai.com
https://maebashi-seitai.com/

井上美和
群馬県前橋市若宮町 2-1-7
090-3597-2874
kmdc02miwa@gmail.com

体☆コンサルタント Aurora
群馬県高崎市岩鼻町 230-1 高田コーポ 1F 南棟
027-386-6549
marukan.4900@gmail.com
https://www.marukan-aurora.jp/

からだ回復センター与野
埼玉県さいたま市中央区下落合 1649 番地 2　1F
048-767-4109
info@kaifuku-yono.com
http://kaifuku-yono.com/

からだ回復センター浦和
埼玉県さいたま市浦和区高砂 2-2-20 かぶらぎビル2F
090-2655-3280
urawa@k-kaifuku.net
https://k-kaifuku.net/

整体サロン Komorebi（こもれび）
埼玉県さいたま市浦和区針ヶ谷 3-2-7 ToYou@Bil202 号
048-832-5555
komorebi1123m@gmail.com
http://www.komorebi-seitai.jp/

大森みどり
埼玉県さいたま市
m.universe-5572@ezweb.ne.jp

秩父楽陽堂
埼玉県秩父市中町 8-1
0494-22-7474
rakuyou@room.ocn.ne.jp
https://www.facebook.com/chichiburakuyoudo/

くさの針灸整体院
埼玉県戸田市本町 5-12-26 コルテージュ戸田公園 2 階
080-4401-0123
kusano3104@docomonet.jp
http://kusano3104.com/

気導術療整院 いやしや
千葉県千葉市稲毛区轟町 1-10-8
043-252-1467
ik.todoroki@jcom.zaq.ne.jp
https://kidojutu-iyashiya.com/

向日葵カイロプラクティック整体院
千葉県千葉市若葉区桜木 5 丁目 2-9 モデラートシティ 106
043-497-6620
http://himawari-chiro.jp/

藤田利政
千葉県千葉市
090-2655-3280
da.heureux.913h@gmail.com

そよかぜ接骨院
千葉県野田市 266-1　K-Forum Bld.2 号室
04-7157-3982
https://nodasoyokaze.com/

めぐり鍼灸院
千葉県松戸市本町 6-8 ライムハイツ 601
070-1561-6049
meguri.shinq@gmail.com
http://meguri-shinq.com/

江川広志
東京都板橋区桜川 2-1-21
080-2331-3918
egalachoo@gmail.com

幸町亀山整骨院
東京都板橋区幸町 11-11
03-6317-2846
saiwai.kame@gmail.com
https://saiwaicho-kameyamaseikotuin.com/

うつみ療整院
東京都北区豊島 8-15-4-902
03-3913-8651
utsumi-t@nifty.com

Kozy 新宿御苑前鍼灸治療院
東京都新宿区新宿 2-4-2　カーサ御苑 901
03-6457-4609
info@shinjuku-kozy.com
http://www.shinjuku-kozy.com/

月島４丁目治療院
東京都中央区月島 4-8-10 福寿マンション 112
03-5534-8134
info@itami119.com
http://www.itami119.com/

スマート接骨院
東京都日野市平山 3-35-8
042-594-9919
okanoue4320@live.jp

出張治療　遠藤
東京都町田市
090-8018-8723
gml.kanpeki@gmail.com

ははのて
神奈川県横浜市旭区
pepo.chiemi@gmail.com
https://pepochiemi.wixsite.com/momoshiro

山田治療院
神奈川県横浜市都筑区茅ヶ崎中央 26-33
グリーンヒルズ 201
090-9200-3677
contact@care-yamada.com
https://www.care-yamada.com/

かめさん整体院
神奈川県川崎市多摩区菅 1-4-13
ハウスローレル 101
044-742-8715

こつぼ整骨院
神奈川県逗子市新宿 4-16-11
046-854-8545

辻堂女性のための整体「結・ゆい」
神奈川県茅ヶ崎市浜竹３丁目 2-33
090-2304-1390
fanfar302@gmail.com
https://katakori-yui.amebaownd.com/

中部

ロハス筋整復院
新潟県新潟市秋葉区川口 2248
0250-23-4680
lohas.ecol-50-0715@nifty.com

亀田駅前ヨガスタジオ
新潟県新潟市江南区東船場 1-2-7
090-3145-0596
cameyoga@gmail.com
http://cameyoga.wixsite.com/haru

あずみの整骨治療院
福井県小浜市千種 1-5-21
0770-64-5740
azumino51@gmail.com
http://azumino51.com/

Body Conditioning Salon DiVA ディーバ
山梨県南都留郡富士河口湖町船津 3165-7
090-9017-3094
diva.practicos2012@gmail.com

小林タカシ
長野県北安曇郡松川村 5721-1630
080-5500-2493
sumairi316@gmail.com

吉村治療室
岐阜県羽島市竹鼻町狐穴 3181-2
058-392-6132

中村正夫
岐阜県山県市
090-5850-2242
masao.nuexile@gmail.com

伊藤真幸
静岡県静岡市清水区宮加三
info@riahapi.com

中村翼
静岡県静岡市葵区瀬名 3-41-10
アルテールマトバ C201 号
090-8075-0267
heureka@i.softbank.jp

高塚誠
静岡県藤枝市
090-8180-0717
makoto.0715@ezweb.ne.jp

美ゅら接骨院
愛知県名古屋市中村区向島 4-24-3
052-890-2025
http://chura.net/

ほねつぎ大幸院
愛知県名古屋市東区大幸 4-12-30
052-700-3521

よつば接骨院
愛知県名古屋市港区惟信町 4-12　メゾン惟信 1F
052-384-0525
yotuba_furukawa@yahoo.co.jp
http://happy-smile-yotuba.com/

平野将弘
愛知県名古屋市中川区
81.masa.aichi@gmail.com

市川大作
愛知県名古屋市南区
reinan0313@yahoo.co.jp

美宝理容
愛知県岩倉市西市町無量寺 35-1
090-2615-8680
bfo381504@docomo.ne.jp

Ola lomi Sakura
愛知県北名古屋市片場六所 27
0568-25-6797
ola-lomi-sakura@ksh.biglobe.ne.jp

末武真生
愛知県
080-4963-3044
m-m.0606@i.softbank.jp

安藤鍼灸整骨院
三重県桑名市額田 287-3
0594-32-2310
rsk95632@nifty.com
https://ando-bs.com/

近畿

やまね整骨院
京都府京丹後市峰山町杉谷 1021-4
0772-62-8009
info@yamaneseikotsuin.com
http://www.yamaneseikotsuin.com/

岡田順一
京都府宇治市木幡内畑 34-6
090-3990-5856
soccerbaka.14-j@i.softbank.jp

三矢智子
京都府亀岡市南つつじヶ丘桜台 1 丁目
0771-20-1012
38tomoko@gmail.com

からだ回復堂　天王寺店
大阪府大阪市天王寺区南河堀町 9-9
是空天王寺 403
080-8725-5095
body.recovery.no1@gmail.com
http://www.ekiten.jp/shop_92592756/

こころはり灸治療院
大阪府大阪市西区新町 1-4-30-2 階
06-6532-5790
https://www.cocoro-acupuncture.com/

赤坂将太郎
大阪府大阪市住吉区我孫子
080-3778-1483
akasaka0906@gmail.com

北道従
大阪府大阪市東淀川区
090-9404-3408
mick.fujitakanasu@gmail.com

中納卓也
大阪府大阪市住吉区長居 2-8-8
090-2109-4371
tnsp88888888@gmail.com

鍼灸整骨院　健祥
大阪府和泉市池田下町 268-1　エイトワン池田下
0725-92-9272
kensyou.ikedasimo0601@gmail.com
https://impression-seikotsu.com/clinic/kensyo/

整体院りょう
大阪府高槻市神内 2 丁目 1-9-503
080-5300-3182
mozicorimasen.zzz@icloud.com
https://seitai-ryo.com/

えんどう整骨院
大阪府阪南市箱作 3505-1-101
072-477-2278
endoseikotsuin@yahoo.co.jp

高安柔整院
大阪府八尾市高安町北 1-122-7
072-998-7758
https://www.takayasu-j.com/

きむら整骨院
兵庫県神戸市須磨区平田町 1-3-12 本田ビル 1 階
078-742-7370
kimura-seikotuin@nifty.com
https://www.kimuraseikotuin.com/

小林由典
兵庫県西宮市津門呉羽町
090-2707-2234
addressnagakutegomenne.by--y.k@docomo.ne.jp

岡﨑敏修
兵庫県三田市
050-3559-5535
manmarudo.201703@gmail.com
https://manmarudo.wp-x.jp/

マナベ整骨院
奈良県生駒市萩原町 97-9
0743-72-4970
manabebone@yahoo.co.jp
http://manabe-seikotsuin.com/

いち鍼灸整骨院
和歌山県和歌山市加太 1086-23
073-488-6550
contact@ichi-seikotsuin.com
http://www.ichi-seikotsuin.com/

休心庵てぃーだ
和歌山県和歌山市和佐関戸 89 ヴェルセンチュリー 102
070-2293-6210
y.nachi@gmail.com

和歌山せせらぎ整体院
和歌山県紀の川市中三谷 86-1
0736-60-5041
yuyu77524@yahoo.co.jp
http://wakayama-seitai.net/

中国

大島繁
島根県安来市荒島町 1396-8
0854-28-6562
19masaharu53@gmail.com

i-fit
岡山県岡山市北区西古松 2-17-10
フェリシティヒルズ 1 F
086-250-4005
info@i-fitting.jp
http://www.i-fitting.jp/

鍼灸院よつば
広島県東広島市高屋町高屋東 4292-5
082-439-1109
smile-yotsuba@ezweb.ne.jp
http://smileyotsuba.com/

菊川カイロプラクティック院
山口県下関市菊川町下岡枝 222-5
0120-844-497
k-chiro@nexyzbb.fun
https://www.kikugawa-chiro.asia/

四国

さかもと整骨院
徳島県板野郡北島町北村字三町地 60-5
088-698-5177
companys1145@gmail.com

小笠原整体院
愛媛県伊予市下吾川 1226-9
090-6887-3590
https://ogasawara-seitai.jimdo.com/

九州・沖縄

整体 pono
福岡県久留米市東櫛原町 2871-15
080-8581-9323
seitai.pono@gmail.com
http://seitaipono.com/

（2019 年 11 月時点）

※詳細はお近くの治療院・個人トレーナーに直接お問い合わせください。
最新の治療院リストは春秋社サイトにてご確認いただけます ——→

松栄 勲（まつえ・いさお）

身体療法家。スポーツトレーナー。

1957年石川県生まれ。金沢大学院医学系研究科医科学専攻修士課程修了。

画期的な施術法である「ＶＩＭ理論」の創始者。世界を巡り修練と手技療法研究を重ね「マツエセラピー」を確立、施術業界に旋風を巻き起こす。スポーツトレーナーとしての実績は幅広く、サッカー・ゴルフ・野球などのプロスポーツをはじめ、オリンピックを頂点としたアマチュア競技選手のコンディショニングやトレーニングを数多く手がけ、絶大なる信頼を得ている。

現在、一般社団法人トップアスリーツ＆トレーナーズ協会代表理事、一般社団法人国際治療協会特別常任顧問。

●お問い合わせ
一般社団法人トップアスリーツ＆トレーナーズ協会
support@tt-a.net

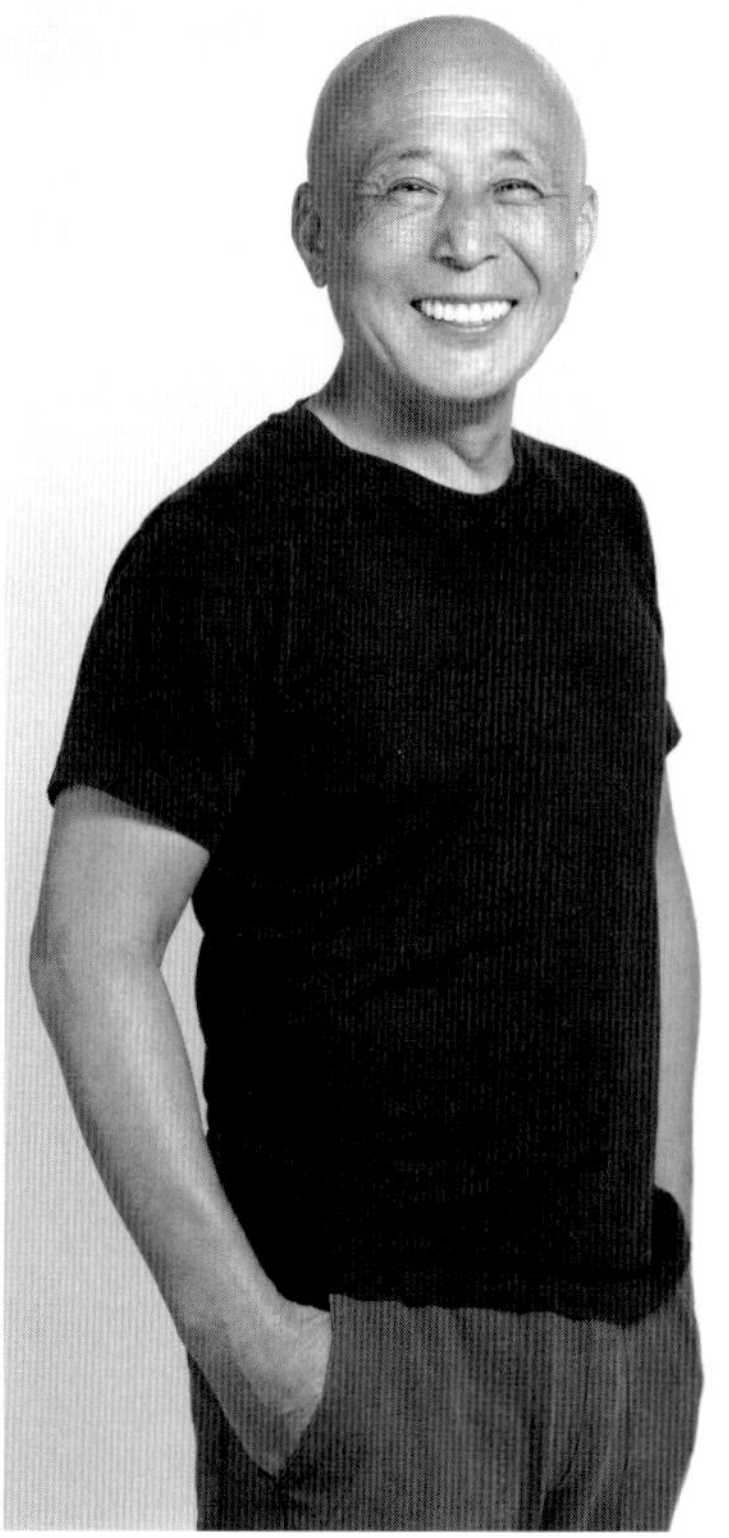

Photo by Yuka SATO

すごい体操「VIM《ヴィアイエム》」

痛み・不調がなくなるマツエ式㊙メソッド

2019 年 11 月 25 日　第 1 刷発行

著者　松栄 勲

発行者　神田 明

発行所　株式会社 春秋社
〒 101-0021
東京都千代田区外神田 2-18-6
電話 03-3255-9611
振替 00180-6-24861
http://www.shunjusha.co.jp/

ブックデザイン　河村 誠

写真撮影　佐藤由香（1~3 章）

印刷・製本　萩原印刷株式会社

Printed in Japan, Shunjusha
ISBN978-4-393-71413-3
定価はカバー等に表示してあります

中村孝宏

「骨盤おこし」で身体が目覚める

1日3分、驚異の「割り」メソッド

身体にかかったブレーキは骨盤おこしで解除される。適切なポジションに導くことで驚くほど柔らかく動く身体が手に入る。一般～アスリートまで必見のトレーニング法が図解で満載。

1600円

M・ボーク、A・シールズ／朝原宣治監修
小野ひとみ監訳／太田久美子訳

ランニングを極める

アレクサンダー・テクニークで走りの感性をみがく

もっと快適に、効果的に、走るほどに自在に動く心身をつくろう！　注目の心身開発メソッドを生かしたランニング法。基本の動きとトレーニング法、目標設定のしかたなど。

1800円

野口晴胤

平均化訓練

野口晴哉の整体法を受け継ぐ、身体訓練法「平均化訓練」とはどのようなものか。全身を連動させ、心と身体の十全な健康を実現する、驚異の実践とその哲学を初めて公開。

1500円

ケン・ハラクマ

ヨガライフ

体と心が目覚める生き方

日本のヨガの第一人者が、ポーズや呼吸法のみならず、すべての瞬間をピースフルに過ごすためのヨガのエッセンスを伝授する。感覚を磨いて自分を再発見するヒントが満載。

1700円

▼価格は税別価格。